LA MÉDECINE ET LA CHIRURGIE

DES

ANTI-SEPTIQUES

Fondées sur les trois Méthodes :

PROPHILACTIQUE, CURATIVE ET RÉPARATRICE

Et les trois Sous-Méthodes :

DE L'ISOLEMENT, DE L'ENTRAINEMENT, DE LA NEUTRALISATION

L'art de tarir et supprimer presque instantanément
les grandes suppurations et collections purulentes, de prévenir
et faire avorter promptement les inflammations
superficielles et profondes;
la régénération du périoste et la conservation dans les
dénudations osseuses.

CLASSIFICATION ET ÉTUDE APPROFONDIE

DES ANTI-SEPTIQUES

D'après leurs actions Chimique, Physiologique et Thérapeutique,
Etc., etc.

PAR

Armand-Pierre GOURVAT

Docteur en Médecine,
Pharmacien de 1re classe,
Ex-interne Lauréat des Hôpitaux de Paris et de la Faculté
de Médecine de Paris,
Aï... Aide-Major dans le corps de santé à la Garde de Paris
et la Garde Républicaine, etc.

NONTRON

IMPRIMERIE DE C. GOUBAULT, LIBRAIRE

Place de l'Hôtel-de-Ville

1884

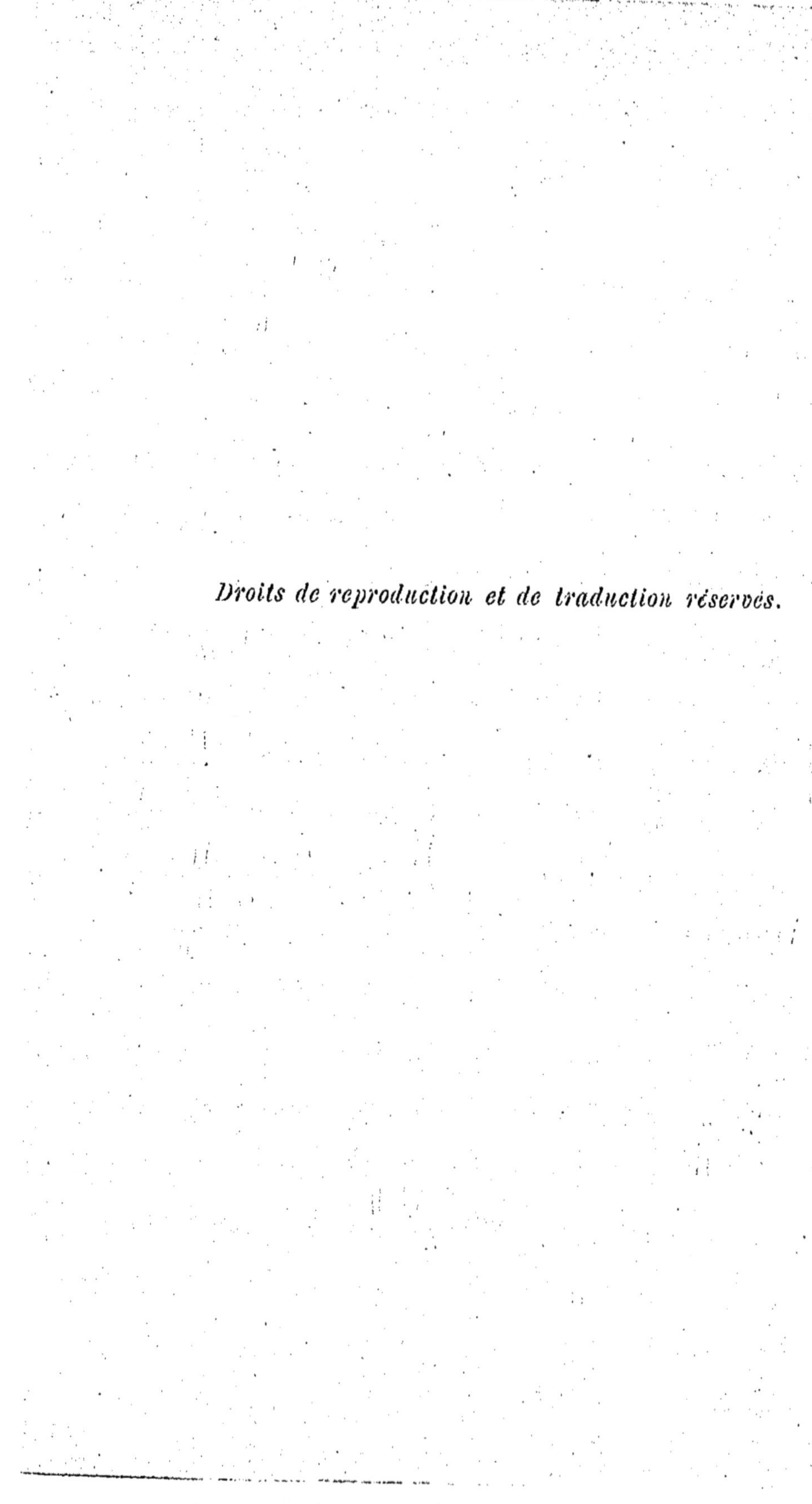

LA MÉDECINE ET LA CHIRURGIE

DES

ANTI-SEPTIQUES

Fondées sur les trois Méthodes :

PROPHILACTIQUE, CURATIVE ET RÉPARATRICE

Et les trois Sous-Méthodes :

DE L'ISOLEMENT, DE L'ENTRAINEMENT, DE LA NEUTRALISATION

L'art de tarir et supprimer presque instantanément
les grandes suppurations et collections purulentes, de prévenir
et faire avorter promptement les inflammations
superficielles et profondes ;
la régénération du périoste et la conservation dans les
dénudations osseuses.

CLASSIFICATION ET ÉTUDE APPROFONDIE

DES ANTI-SEPTIQUES

D'après leurs actions Chimique, Physiologique et Thérapeutique,
Etc., etc.

PAR

Armand-Pierre GOURVAT

Docteur en Médecine,
Pharmacien de 1re classe,
Ex-interne Lauréat des Hôpitaux de Paris et de la Faculté
de Médecine de Paris,
Ancien Aide-Major dans le corps de santé à la Garde de Paris
et la Garde Républicaine, etc.

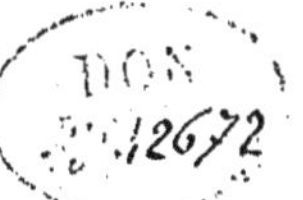

NONTRON

IMPRIMERIE DE C. GOUBAULT, LIBRAIRE

Place de l'Hôtel-de-Ville

1884

LA MÉDECINE ET LA CHIRURGIE

DES ANTI-SEPTIQUES

Méthodes Générales et Procédés

L'étude de cette question ne se réduit pas assurément, comme l'énoncé pourrait le faire supposer, à l'analyse des agents chimiques rangés dans la catégorie des anti-septiques : il faut envisager la question à un point de vue plus large et plus élevé, et y rattacher ou y comprendre tout ce qui peut être de nature, soit de prévenir les accidents pyhémiques, soit de les combattre, soit de réparer les dégâts engendrés par eux. Envisagée de cette façon, l'analyse de la thérapeutique anti-septique comprendra trois méthodes : 1° La méthode prophylactique ; 2° La méthode curative ; 3° La méthode réparatrice.

Nous entrerons directement, et sans autre préambule, dans l'analyse et l'énumération de chacune des trois méthodes et des divers procédés se rattachant à chacune d'elles.

1° Méthode Prophylactique

Cette méthode consiste dans la suppression de la cause, de quelque nature qu'elle soit : à l'extraire si elle est interne, à prévenir son invasion si elle est externe. Voilà donc deux procédés principaux, celui de l'extraction de la cause interne et celui de l'annihilation de la cause externe.

Les causes internes peuvent être : 1° Héréditaires et constitutionnelles ; 2° Acquises et constitutionnelles ; 3° Acquises et accidentelles ; 4° Traumatiques.

Les causes héréditaires sont la scrofule, la phthisie, la syphilis, le cancer, etc., affections auxquelles il faudra appliquer le traitement convenable pour prévenir les conséquences fâcheuses qu'elles pourraient engendrer.

Les acquises et constitutionnelles peuvent se confondre avec les précédentes, car, en effet, tantôt ces maladies sont héréditaires constitutionnelles, et tantôt acquises constitutionnelles ; il n'y aura donc que quelques modifications à introduire dans le traitement, suivant que la maladie sera héréditaire ou acquise.

Les causes internes accidentelles, fort souvent inconnues, sont celles qui déterminent l'éclosion des furoncles, des phlegmons, des anthrax, des panaris, ostéites, périostites, ostéo-périostites, myélites, myosites, etc., et des suppurations consécutives.

Presque toujours, pour ne pas dire toujours, la cause nous échappe et nous devons nous borner à combattre les accidents ou à en prévenir le développement le plus possible par les moyens appropriés, les antiphlogistiques de toute sorte ; les cataplasmes jouent ici un grand rôle, les eaux minérales en lavage, les purgatifs salins et surtout les mercuriaux intus et extra, sont de la plus haute importance et nous pouvons même dire que ces derniers sont des remèdes héroïques dans beaucoup d'affections inflammatoires aiguës.

Les causes internes de nature traumatique sont tous

les corps étrangers venant du dehors et ceux créés intérieurement par des affections aiguës ou des violences extérieures.

Les premiers comprennent les corps aigus, tels que épingles, aiguilles, clous, pointes d'épées ou de fleurets, épines, échardes ou morceaux de bois quelconques ; les projectiles de guerre, tels que balles, biscaïens, éclats d'obus, mitraille, poudre, etc. ; les morceaux de verre accidentels, les lambeaux d'étoffes ou de draps poussés par les projectiles ; les seconds consistent dans les esquilles osseuses suites de fracture, dans les séquestres osseux et les nécroses consécutifs aux ostéos-périostites, aux myélites, aux caries, enfin, dans les collections purulentes consécutives aux affections sus-énoncées.

La prophylaxie consistera donc ici à extraire aussi complètement que possible, tous ces corps étrangers, causes déterminantes des accidents pyhémiques.

Les causes externes sont excessivement nombreuses, et nous pouvons même dire que ce sont les causes premières et essentielles qui engendrent celles internes et accidentelles que nous venons de dire tout à l'heure presque toujours inconnues. Ces causes puisent leurs sources : 1° Dans l'insalubrité des milieux ambiants et des objets environnants ; 2° Dans les habitudes d'intempérance ; 3° Dans la température et la climatologie ; 4° Dans les épidémics, les endémies et principalement les effluves marécageuses ; il faut donc entretenir la plus grande pureté possible de l'atmosphère, la propreté la plus exquise dans les objets de literie, d'ameublement, d'habitation et d'habillement, faire de la balnéo-thérapie fréquemment, entretenir une bonne aération dans les appartements et choisir autant que possible pour habita-

tion un endroit assez élevé et balayé par un courant d'air ;
2° Supprimer les habitudes vicieuses de toutes sortes,
faire abstraction des excès de table, régulariser les repas,
la veille et le sommeil, le travail et le repos ; 4° Eviter
les transitions brusques de température, les excès de chaud
et de froid, qui peuvent engendrer la gangrène et les
fluxions diverses, faire choix d'un climat doux, tempéré
et harmonique, ou sinon, y parer par les moyens hygiéniques ; 4° Enfin, combattre les épidémies et les endémies
existantes et s'attacher surtout à détruire leurs causes
génératrices dans les pays paludéens ou cholérigènes.

Nous ne pouvons que rappeler le praticien à l'observation de toutes ces règles hygiéniques, et c'est, nous en
sommes certain, de leur rigoureux emploi que dépend
l'extinction d'une grande partie, pour ne pas dire de la
totalité, des accidents purulents qui envahissent le foie,
la rate, les reins, le poumon, le cerveau, les plans musculaires et aponévrotiques, le système osseux, etc. ; voilà
pour ce qui a trait à la méthode prophylactique. Passons
maintenant à la seconde méthode, dite curative, celle-ci
comprenant les vrais procédés anti-septiques.

2° Méthode curative ou anti-septique proprement dite

Cette seconde méthode embrasse tous les vrais procédés
anti-septiques ayant pour objet ou de prévenir la péné-
tration des agents pyogéniques du dehors, ou de distraire
et détruire les éléments putrides internes.

Elle se subdivise donc tout naturellement en trois
sous-méthodes que nous désignerons par les noms
suivants :

1° Sous-Méthode de l'*Isolement* ayant pour but de

mettre les parties malades à l'abri du milieu ambiant, en un mot, de les isoler le plus possible par des appareils spéciaux de tout ce qui les environne et qui pourrait leur nuire.

2° Sous-Méthode de l'*Entraînement* consistant dans l'expulsion et le rejet au dehors d'une manière constante ou intermittente des liquides et produits septiques baignant les plaies et secrétés par leurs surfaces.

3° Sous-Méthode de la *Neutralisation* consistant dans l'emploi des vrais agents chimiques anti-septiques, propres à détruire et annihiler sur place les éléments morbides ou fluides putrides existant à l'intérieur ou à la surface des plaies.

1° Sous-Méthode de l'Isolement

Cette sous-méthode déjà définie plus haut et qui consiste, disons-le encore, à isoler les parties malades du contact de l'air, des milieux ambiants et des objets environnants, a dû puiser sa raison d'être et prendre sa source dans la manière dont se comportent les plaies sous-cutanées ; il est évident que l'observation de la guérison des ruptures profondes de muscles ou de tendons sans aucune suppuration, lorsque ces solutions de continuité se sont produites sous l'influence de violentes contractions qui n'ont aucunement intéressé les téguments correspondants, de même que l'observation de la guérison, sans suppuration, des fractures osseuses, simples et non compliquées, il est évident, disons-nous, que ces considérations ont dû inspirer la totalité des travaux et des procédés de pansement se rapportant au système de l'isolement des plaies, tant des parties molles que des parties osseuses.

En présence de ces résultats si nets, il n'y avait plus, en effet, qu'à réaliser les conditions de la sous-cutanéité dans les plaies exposées pour voir disparaître, ou tout au moins s'atténuer considérablement, les accidents pyhémiques ou d'intoxication purulente qu'elles traînent à leur suite. Indépendamment des considérations précédentes sur la sous-cutanéité des plaies, il est évident que la première idée qui s'est offerte au chirurgien, en présence d'une plaie exposée, a été de la recouvrir pour la mettre à l'abri des intempéries de la saison ou la défendre contre les coups, les chocs, les frottements ou accidents divers pouvant provenir du dehors.

Ce qu'il y a de certain, c'est que ce *modus faciendi* a donné des résultats si concordants avec les observations qui précèdent depuis les premiers essais, qu'on a cherché constamment à perfectionner ces procédés de recouvrement des plaies exposées pour prévenir ou mettre fin à ces séries interminables d'accidents purulents qui épuisent les blessés et les conduisent insensiblement et parfois subitement au tombeau ; mais il ne suffit pas de mettre sur une plaie tel ou tel morceau d'étoffe pour qu'il remplisse les mêmes conditions que les téguments intacts au-dessus d'une rupture de muscle ou de tendon, et si dès les premiers essais, on avait bien compris le rôle joué par les téguments recouvrant les plaies profondes, il est certain que la méthode de l'Isolement aurait acquis sa perfection depuis déjà plusieurs siècles, tandis que ce n'est que depuis un petit nombre d'années seulement qu'elle a fait des progrès considérables, et encore est-elle loin d'avoir atteint le summum des desiderata scientifiques ; néanmoins, nous allons passer en revue les procédés d'isolement les plus usités jusqu'à ce jour, en décrire de nouveaux, et faire ressortir autant que possible la valeur de ceux qui auront donné les meilleurs résultats.

1° Procédé autoplastique et sous-cutané proprement dit. — La première idée qui se présente à l'esprit, consiste évidemment à réparer dans les plaies exposées ce qui a disparu des téguments cutanés; cette opération peut se pratiquer de diverses façons: tantôt on transporte sur la partie dénudée une autre partie des téguments et on l'immobilise par la suture ou les serres-fines, c'est ce que nous désignons sous le nom d'autoplastie. Cette opération se pratique sur les paupières dans les cas de brûlures ou d'extropion considérable; sur le nez dans les cas de lupus ayant détruit les ailes du nez; sur les lèvres ou toute autre partie du corps pour réparer les pertes de substance; mais l'autoplastie ne se pratique que dans les cas où il y a urgence et nécessité absolue de remplacer des parties détruites: dans l'immense majorité des cas, lorsqu'on a affaire à des solutions de continuité très nettes et plus ou moins profondes, on rapproche les lèvres de la plaie et on les recouvre d'un taffetas ou d'un sparadrap adhésif, ou d'une baudruche fine et gommée, de manière à les tenir parfaitement unies et à l'abri du contact de l'air. Si les plaies sont en surface au lieu d'être en profondeur, pourvu qu'elles soient bien nettes, ni broyées ni contuses, on les recouvrira également d'une baudruche bien fine et gommée qui remplira les fonctions des téguments disparus et leur permettra de se faire et se renouveler sans accidents inflammatoires et purulents.

Pour les petites plaies et simples excoriations, on se contentera de les recouvrir d'une couche de baume du Commandeur ou de teinture de benjoin, ces liqueurs laissant par évaporation une couche de vernis protecteur et réparateur. Ces procédés suffisent donc toujours pour les cas que nous venons de mentionner; même dans les brûlures jusqu'au troisième degré, l'application d'une baudruche gommée suffit souvent pour faire cesser instantanément les phénomènes chaleur et douleur, et, par suite, calmer les malades.

Lorsque le chirurgien se trouve en présence de collections purulentes profondes ou superficielles, il doit, autant que possible, pénétrer obliquement à travers les tissus sains pour évacuer les liquides, afin que l'ouverture se ferme naturellement et d'elle-même après évacuation et lavage consécutif, si besoin est; par surcroît de précaution, on recouvre l'ouverture extérieure d'un morceau de diachylon ou sparadrap adhésif et, d'après M. Jules Guérin, cette pratique a toujours donné d'excellents résultats.

Mais quand on se trouve en présence de plaies compliquées et profondes ne pouvant s'affronter et consécutives soit à des traumatismes, soit à des brûlures, soit à des inflammations profondes, ou bien lorsque les plaies sont consécutives à des opérations chirurgicales, il faut recourir à d'autres moyens que nous allons passer en revue successivement et qui constitueront autant de procédés.

2° *Procédé du Cataplasme.* — Le procédé le plus universellement employé est, sans contredit, celui du cataplasme; c'est aussi le plus simple et celui qui, de tous temps, a donné les meilleurs résultats; il n'y en a pas de plus facile à obtenir, attendu qu'on trouve partout de quoi le confectionner. Les substances avec lesquelles on peut le préparer sont excessivement nombreuses, ainsi que les formes sous lesquelles il se présente. On peut employer les farines de presque toutes les céréales, mais principalement celles du seigle, du froment, qui paraissent être les plus émollientes, car c'est cette qualité qu'il faut rechercher de préférence; on peut employer les fécules diverses et l'amidon, ainsi qu'un grand nombre d'autres substances mucilagineuses, telles que le fucus crispus ou mousse perlée, chondrus polymorphus de certains auteurs (famille des algues), les varechs divers, fucus vésiculeux et siliqueux, etc.; mais c'est la farine de graine de lin qui est usitée dans l'immense majorité des cas; c'est aussi dans celle-ci que se trouvent réunies au plus haut degré les propriétés émollientes, et la facilité de se la procurer en tous pays en rend l'usage très facile, mais il faut l'avoir toujours fraîche afin d'éviter les accidents qu'entraînerait l'usage d'une farine avariée et surtout ayant ranci par un long séjour au contact de l'air; il est reconnu aujourd'hui qu'une farine vieille et rance produit, par son séjour à la surface des plaies une irritation qui se traduit tantôt par l'apparition de simples rougeurs environnantes, tantôt par de petits boutons accuminés et suppurés au centre, et enfin, ce qui est le plus fâcheux, par l'éruption d'un érysipèle qui, en temps d'épidémie chirurgicale et surtout au sein d'un service hospitalier, peut parcourir toute la surface du corps et causer la mort du malade.

Pour faire un bon cataplasme, il faut donc de la farine aussi fraîche que possible; il faut la faire chauffer dans une bassine ou une poêle avec de l'eau en quantité suffisante, porter à l'ébullition et battre constamment avec une spatule ou une cuiller, ajouter de l'eau de temps en temps pour entretenir une mollesse convenable et ne retirer du feu que quand on a obtenu une pâte bien liée, bien douce, assez molle pour s'étendre facilement à la

surface des linges; il faut aussi se servir de linges bien
fins et bien propres pour ne blesser ni irriter les plaies,
enfin, il faut faire les cataplasmes assez épais et surtout
très larges, de manière à ce qu'ils recouvrent la plaie et
ses alentours dans une étendue assez considérable. De
cette façon, ils entretiennent constamment la fraîcheur,
la souplesse, l'humidité, une douce moiteur à la surface
des parties malades et maintiennent une température
uniforme à peu près constamment égale et même supérieure à la normale. Mais, pour cela faire, il faut recouvrir
le cataplasme de ouate, de flanelle ou de mousseline qui
servent à le fixer, à entretenir sa souplesse et sa chaleur.

Le cataplasme bien fait, renouvelé à temps et maintenu
dans de bonnes conditions, procure des avantages remar-
quables et donne un soulagement manifeste et très bien-
faisant pour les malades. C'est assurément le pansement
le plus simple, le plus répandu, le plus économique et
celui qui, en tous temps et en tous lieux, donne les
résultats les plus constants et les plus satisfaisants. Sous
son influence, les chairs reprennent leur couleur rosée et
leur fraîcheur; elles bourgeonnent là où elles s'étiolaient
auparavant et fournissent un pus fluide, crémeux, bien
lié, abondant, de bonne nature et sans mauvaise odeur.
Ce pansement au cataplasme, si utilisé pour les plaies
compliquées et de toute sorte, rend aussi d'immenses
services dans les tumeurs inflammatoires franches et
permet de les faire avorter bien souvent et prévenir ainsi
les fâcheuses conséquences de la suppuration. Ce pansement rend des services dans toutes les périodes des
affections inflammatoires, telles que furoncles, anthrax,
phlegmons, hépatites, cystites, adénites, etc. Par son
usage prolongé à la surface de ces inflammations, le

malade voit disparaître successivement et insensiblement les symptômes douleur, chaleur, tuméfaction, et en éprouve un bien-être indéfinissable ; mais pour que ces bienfaits soient obtenus, il faut apporter dans l'application des cataplasmes des conditions toutes exceptionnelles que nous ferons connaître à la fin de cette sous-méthode et qui en seront comme le couronnement. Les divers systèmes, mis en avant pour remplacer le cataplasme traditionnel lui seront toujours inférieurs et doivent lui être sacrifiés sans conteste ; ainsi les bandes de cataplasme Hamilton, celles au fucus crispus ou mousse perlée, aux décoctions concentrées de guimauve, etc., se présenteront sous une épaisseur tantôt trop forte, tantôt trop faible, pourront s'altérer par la vétusté et perdre une grande partie de leur principe mucilagineux quand on les laisse séjourner dans l'eau bouillante pour leur rendre leur souplesse et leurs propriétés émollientes ; il est certain aussi que les bandes de caoutchouc ou de toute autre substance élastique et imperméable appliquées en maintes circonstances, ne pourront jamais remplacer notre cataplasme traditionnel.

5° *Procédé classique.* — Il est cependant des cas où le cataplasme direct serait incommode et embarrassant ; c'est pour les grandes plaies résultant des opérations chirurgicales ; dans ces cas les chirurgiens, après l'opération, réunissent les bords de la plaie artificielle au moyen de bandelettes de sparadrap adhésif passant par dessus les bords de la plaie et se terminant sur le membre correspondant, en avant et en arrière, où elles sont maintenues par d'autres bandelettes circulaires : la plaie est ensuite recouverte d'un linge fenêtré cératé, au-dessus duquel on place des gâteaux de charpie, de manière à bien envelopper la surface et les bords de la plaie d'un vrai lit de charpie, lequel est ensuite maintenu par des compresses transversales et circulaires, le tout recouvert d'une toile gommée et le membre reposant ensuite sur un coussin bien doux rempli de crin ou de balle d'avoine.

Ce procédé, quoique très ancien et ayant donné de bons résultats, paraît aujourd'hui devoir tomber dans l'oubli parce qu'il ne met pas les parties à l'abri de la contagion; il ne les met pas dans d'aussi bonnes conditions que le cataplasme, et, en temps d'épidémie chirurgicale, il ne présente aucune vertu antiseptique proprement dite, ne s'oppose à l'invasion d'aucune affection contagieuse et est loin de présenter, pour les plaies, la douceur, le moelleux, l'état hygrométrique et thermométrique donnés par un bon cataplasme, et souvent les suppurations s'établissent d'une manière désespérante malgré le renouvellement des bons pansements; aussi les chirurgiens ont-ils cherché à parer à ces inconvénients par l'invention de procédés nouveaux; les plus préconisés aujourd'hui sont ceux d'Alphonse Guérin et de Lister, que nous allons faire connaître successivement.

4° Procédé Alphonse Guérin ou pansement ouaté. — Alphonse Guérin, après la réunion des plaies par amputation, fabrique des plaques de ouate blanche bien fine, bien douce et d'une propreté exquise; il en recouvre le membre amputé en commençant par la surface de la plaie; il en pose ainsi des couches successives jusqu'à ce que le membre soit bien rembourré d'une épaisseur de plusieurs pouces depuis l'extrémité jusqu'à 15 à 20 centimètres environ sur la longueur du membre; la ouate est ensuite maintenue au moyen de compresses et bandelettes circulaires de toile, le tout recouvert, si l'on veut, d'une toile gommée; M. Alphonse Guérin dit avoir toujours obtenu d'excellents résultats de ce pansement; les plaies se réunissent promptement, ne suppurent presque jamais et ne contractent pas le contage épidémique ambiant. On ne refait le pansement que dans les cas où le blessé, éprouvant des douleurs violentes, serait atteint d'hémorrhagie ou de suppuration imbibant le pansement. Quand il défait son premier pansement, ordinairement au bout de 8 à 10 jours, la plaie est presque toujours réunie et ne réclame plus que le temps d'une consolidation complète. Selon lui, la ouate en couches suffisamment épaisses est un crible ou tamis d'une telle finesse, qu'il ne laisse jamais passer aucun germe de ferment ou de contagion, soit épidémique soit endémique. Ces plaies se trouvent ainsi dans les conditions de ces liquides fermentescibles qui ont subi l'ébullition et qui ne reçoivent plus l'air qu'à travers un tube rempli de ouate et contenant une boule remplie d'acide sulfurique concentré, chargé de détruire tout ce que l'air peut contenir de matières organiques.

Les expériences de M. Pasteur ont démontré, en effet, qu'à mesure qu'on s'élève dans les régions supérieures de l'atmosphère, les fermentations deviennent de plus en plus lentes et difficiles, d'où il a conclu qu'elles sont le résultat d'organismes en suspension dans l'air et posé cet aphorisme : *Omne vivum ex ovo.* C'est en se basant sur ces données que M. Alphonse Guérin a institué son pansement ouaté, qui, disons-le à son honneur, ne pouvait que donner d'excellents résultats. Les plaies saines, chez des amputés sains, à la suite de traumatisme violent, se trouveront évidemment dans les mêmes conditions que les liquides infermentescibles dont nous avons parlé tout à l'heure, lorsqu'elles seront recouvertes de ces couches de ouate bien fine, bien douce et exemptes surtout de miasmes quelconques.

Nous avons obtenu deux fort belles guérisons par l'emploi de ce procédé :

1° Un enfant de dix ans, par suite de coup de pied de cheval, a eu une plaie profonde s'étendant jusqu'à l'os au-dessous du rebord orbitaire droit, et depuis la racine du nez jusqu'à un centimètre en dehors de l'angle externe de l'œil.

Après la réunion par des bandelettes de sparadrap et la compression bien exacte avec des compresses de ouate blanche, le tout fixé par un bandage circulaire, la guérison s'est effectuée en l'espace de dix jours, sans laisser de cicatrice et sans aucune suppuration.

2° Un homme d'une cinquantaine d'années portait une tumeur épithéliale au-dessous de l'angle externe de l'œil droit. La tumeur, grosse comme une noisette, bien enlevée avec le bistouri et la pince sans laisser aucune trace de racine, la plaie fut pansée tous les jours par les lavages alcooliques, l'application d'une petite compresse imbibée d'alcool, de compresses de ouate blanche et d'un bandage circulaire. A la faveur de ces pansements, la plaie fut guérie complètement en l'espace de huit jours et sans laisser de traces.

Ces deux résultats confirment pleinement les observations de M. Alphonse Guérin.

5° *Procédé Lister ou procédé anglais.* — Ce procédé, inauguré et inventé par Lister, chirurgien anglais, est de date toute récente; il a pour but de supprimer le cataplasme, le pansement classique, l'autoplastie et le pansement ouaté. Il rentre néanmoins dans le système de la sous-cutanéité, étant un véritable procédé d'occlusion complète des plaies exposées avec les agents antiseptiques en plus destinés à détruire les éléments morbides inhérents à la surface des plaies et ceux venant du dehors et pouvant apporter les germes des maladies contagieuses épidémiques, endémiques ou autres affections virulentes.

L'énumération de tout ce qui entre dans ce pansement étant fort longue et très compliquée, nous nous contenterons de décrire sommairement le principe, le *modus faciendi* et les éléments principaux sur lesquels repose ce nouveau pansement. Comme nous l'avons dit tout d'abord, c'est un procédé antiseptique dans toute la force du terme. M. Lister prend toutes les précautions imaginables pour détrire et combattre les germes morbides d'où qu'ils viennent.

Avant d'entreprendre aucune opération ou aucun pansement, il soumet à des lavages antiseptiques de phénol ou de thymol tous les instruments dont il devra se servir; il imbibe des mêmes liquides tous les linges à pansement et se sert principalement pour pratiquer la réunion et l'occlusion des plaies de taffetas anglais, de gazes et baudruches recouvertes de vernis antiseptiques comme les taffetas; quand il veut pratiquer son opération, il fait dégager des vapeurs phéniquées ou thymolées dans l'atmosphère confinant aux parties sur lesquelles il veut opérer. Son opération terminée, il fait des lavages avec les liqueurs antiseptiques sur le membre et les plaies résultant de l'opération.

Ce n'est qu'après toutes ces précautions inusitées et inconnues avant lui qu'il réunit les plaies avec des ban-

delettes de taffetas aglutinatifs phéniqués ou thymolés ;
il recouvre ensuite la plaie et ses alentours de plusieurs
couches ou bandes de mousselines ou gazes antiseptiques
et, par dessus le tout, soit une baudruche, soit une toile
gommée, également antiseptiques, de telle sorte que les
parties malades sont complétement isolées des milieux
ambiants et à l'abri de toute chance d'infection. M. Lister
obtient de cette façon la réunion et la guérison de ses
plaies très promptement et sans suppuration ; ce sont des
réunions immédiates et par première intention ; ce procédé, introduit en France depuis peu de temps, a donné
déjà de bons résultats, d'après les assertions de son auteur
et l'analyse présentée par M. Lucas-Championnière ;
cependant la pratique et le temps laissent peut-être
encore à désirer sur ce point, et l'on ne saurait porter de
jugement prématuré ; quoiqu'il en soit, et *à priori*, l'on
pourrait prévoir tous les services que peut rendre un
pareil procédé, qui tout en réunissant les meilleures
conditions de la sous-cutanéité pour les plaies, les met
entièrement à l'abri de la contagion et permet une réparation aussi prompte qu'heureuse. Néanmoins, au risque
de passer pour présomptueux, nous hasarderons, non pas
une critique, car nous ne saurions que combler de
louanges les inventeurs de ces procédés nouveaux d'occlusion et d'isolement, tels que ceux de Jules Guérin,
Alphonse Guérin et Lister, mais une simple modification,
qui, selon nous, ne peut être que fort utile et qui ferait de
ce procédé ce que nous appelerions un procédé mixte que
voici :

6° *Procédé mixte de Lister et Alphonse Guérin.* —
Nous pensons que la combinaison des deux procédés
Lister et Alphonse Guérin présenterait encore des avan-

tages considérables, et serait d'un soulagement plus marqué pour les malades. Ainsi, après avoir pris toutes les précautions opératoires mises en avant par Lister, fait la réunion avec les taffetas antiseptiques, recouverts de mousselines également antiseptiques, il serait très utile de recouvrir ce premier pansement de couches successives de ouate bien fine, bien douce, très propre, blanche et imprégnée de vapeurs antiseptiques, après les avoir soumises à la température de 100 degrés pour détruire les germes morbides qu'elles pourraient contenir, le tout maintenu ensuite avec des compresses et bandelettes circulaires de linge bien fin et imprégné si l'on veut des mêmes liquides antiseptiques.

Ce procédé mixte, tout en présentant de plus grandes garanties contre toutes sortes de chances d'infection, mettrait le membre ou la partie blessée ou opérée dans de très bonnes conditions de souplesse, de moelleux et de bien être tels qu'ils seraient à l'abri de toutes sortes de chocs ou coups venant du dehors, et qu'on pourrait enfin les mobiliser et les mouvoir à volonté sans que le blessé en ressente aucunement les effets et les inconvénients, la ouate le garantissant contre le choc des objets extérieurs.

Tout en respectant les inventions particulières, et sachant rendre hommage au génie qui les a inspirées, il est de notre devoir, à nous tous praticiens, de prendre le meilleur de chacune et, si besoin est, de les combiner entre elles pour le plus grand bien de l'humanité souffrante, qui, disons-le par parenthèse, n'a pas toujours à l'égard de ses bienfaiteurs la reconnaissance qui leur est due.

Le moment est venu maintenant de parler d'un procédé qui nous est propre, que notre expérience a confirmé et que nous soumettons à la sanction de la pratique chirurgicale avec la conviction qu'il rendra des services signalés et peut être inconnus jusqu'à ce jour. Nous lui donnerons le nom de procédé du manchon pour le caractériser et le distinguer de tout autre procédé.

7° *Procédé du Manchon ou de l'auteur.* — Ce procédé que nous avons imaginé et qui nous a réussi au-delà de toute espérance, ne repose encore que sur un petit nombre d'observations, mais toutes sont probantes et se confirment réciproquement. Voici la première, qui suffirait, à elle seule, pour fonder et établir la valeur de ce procédé :

Le 2 mars 1876, un jeune homme de vingt ans reçoit un coup de pistolet à bout portant dans la paume de la main gauche ; l'annulaire et son métacarpien sont arrachés avec tous leurs tendons, leurs muscles, leurs nerfs, vaisseaux, etc., jusqu'au niveau du carpe qui se trouve mis à nu, et dont l'os crochu est fracturé en deux parties égales ; le 5° métacarpien fut désarticulé et rejeté en dedans, de telle sorte que le petit doigt ne tenait que par un petit lambeau de peau interne et par ses tendons, nerfs et vaisseaux mis à nu ; le 2° et le 3° métacarpiens furent désarticulés au niveau du carpe et rejetés sur son dos ; le grand os fut complètement mis à nu et privé de périoste à sa partie postérieure ; les tendons palmaires de l'index et du médius furent isolés complètement au niveau des métacarpiens correspondants et créaient ainsi un vaste hiatus ; le 3° métacarpien était dénudé et privé de son périoste dans toute sa partie interne, ainsi que la phalange du médius ; deux grands lambeaux de peau et chair pendaient ; l'un au niveau du 5° métacarpien, l'autre au niveau des 2° et 3° à la face palmaire ; les chairs de la paume de la main étaient comme broyées ; l'arcade palmaire était rompue ; en présence de tant de désordres, et surtout le carpe étant intéressé et l'os crochu fracturé, je dis aux parents que le plus court et le plus sûr était l'amputation radio-carpienne ; sans quoi la gangrène pouvait envahir la main, l'avant-bras et coûter la vie au malade. Malgré cela, le malade et ses parents furent d'avis de conserver la main, acceptant et endossant les chances et risques de la situation.

Je fis la réduction des 2° et 3° métacarpiens, j'enlevai l'os crochu fracturé ; je liai l'un des bouts de l'arcade palmaire, l'autre étant obstrué par contusion et rétraction très probablement. Je nettoyai bien la plaie et je rapprochai le 5° métacarpien du 3°, portant ainsi son extrémité postérieure à la place de celle du 4° disparu ; je rapprochai les lambeaux pendants de la face palmaire, et je réunis le tout au moyen de bandelettes de sparadrap aglutinatif.

Ni les pansements alcooliques et toniques excitants, ni les irrigations d'eau froide n'empêchèrent que le mal ne gagnât l'avant-bras ; la fièvre périodique s'emparât du malade, et des fusées purulentes envahirent les gaînes tendineuses de l'avant-bras. Le malade dépérissait de jour en jour malgré l'administration de la quinine, des toniques, des analeptiques et des corroborants sous toutes les formes. Malgré l'évacuation de quelques collections purulentes autour du carpe, malgré l'emploi de la teinture d'iode, du vin aromatique phéniqué, les fusées purulentes augmentaient constamment et menaçaient d'envahir le bras ; à chaque pansement du matin, je faisais sourdre des flots de pus, et le malade complètement abattu se croyait perdu. Je le rassurai de mon mieux, et je me mis à songer comment je le sortirais de cette pénible et triste situation.

J'imaginai de plonger son avant-bras tout entier dans une sorte de bain de vapeur à température constante et permanente; je fis un cataplasme bien doux, bien émollient, très long et très large, pouvant faire deux fois le tour du membre, et, après avoir badigeonné à la teinture d'iode l'avant-bras, pansé la plaie au vin aromatique phéniqué iodé, j'enveloppai alors la main et l'avant-bras jusqu'au dessus du coude dans deux circulaires de cataplasmes; je recouvris le cataplasme dans toute son étendue d'une couche de ouate épaisse et blanche, laquelle fut enveloppée à son tour d'une toile gommée imperméable, de telle sorte que la chaleur du membre était conservée par celle du cataplasme, celle du cataplasme par la ouate, et enfin la chaleur du membre, celle du cataplasme et celle de la ouate étaient concentrées et conservées par la toile gommée; de cette façon, la vapeur exhalée par le membre et le cataplasme était arrêtée par la toile gommée, imprégnait toute la ouate et mettait le membre tout entier dans un vrai bain de vapeur à température constante et égale au moins à la normale.

L'avant-bras et la main se trouvèrent si bien à l'aise sous cette triple enveloppe, que le malade ne ressentit pas la moindre douleur d'un pansement à l'autre, c'est-à-dire dans l'espace de vingt-quatre heures, qu'il passât une excellente journée, une bonne nuit avec bon sommeil. Le pansement enlevé, je ne trouvai pas la moindre trace de pus au dehors ni au dedans, quelque soin que je misse à comprimer les gaînes tendineuses de haut en bas; mon étonnement fut tel, que je demandai aux parents s'ils ne

venaient pas de renouveler le pansement, et ils me dirent
qu'ils n'y avaient point touché et qu'ils étaient tout aussi
surpris que moi-même.

A partir de ce moment, tout allât pour le mieux, il n'y
eut plus la moindre trace de suppuration, et mon malade
revint à lui comme par enchantement ; les chairs de la
main se réparèrent, le périoste des os dénudés se refit
très bien ; j'enlevai seulement le 5e métacarpien complètement séparé et dénudé, et je conservai une main de
quatre doigts parfaitement guérie et dont le jeune homme
se sert très bien.

Je ferai remarquer que dans ce cas, comme dans d'autres cas de fracture où les os étaient complètement
dénudés de leur périoste, je n'ai obtenu la régénération de
celui-ci et évité la résection que par le ratissage des os
dénudés en grattant leur surface soit avec la pince, soit
avec la pointe du bistouri ou de tout autre instrument
tranchant ; de cette façon, j'écorchais l'os pour ainsi dire,
et je mettais à nu sa trame vasculaire. J'obtenais ainsi
un épanchement plasmatique nourricier avec le bourgeonnement de petits vaisseaux, ce qui restaurait admi-
rablement bien le périoste à la faveur des pansements
excitants. Je crois que cette pratique peut faire conserver
beaucoup de parties osseuses qui seraient sacrifiées par la
résection.

Le 21 avril 1876, ce même pansement m'a très bien
réussi dans un cas d'ostéo-périostite du fémur droit chez
un garçon de 16 ans. A ma première visite, ce garçon
avait déjà des accidents d'intoxication purulente, une
fièvre énorme, le pouls très fréquent, la peau brûlante,
des frissons répétés et des vomissements fréquents, le
ventre ballonné, une collection liquide considérable dans

le genoux correspondant, qui était très volumineux, très douloureux, mais point rouge et de couleur normale; au niveau de son tiers moyen, la cuisse en avant était énorme dans une grande étendue et la tuméfaction s'étendait depuis le tiers supérieur jusqu'au genoux, tout le tiers moyen faisant une saillie énorme en avant. La peau était blanche et de couleur normale; par la pression graduée avec les deux mains portées à plat, l'une en haut et l'autre en bas, on sentait un flot liquide considérable se mouvoir et se répandre en bas ou en haut, selon que c'était la main d'en haut qui refoulait sous celle d'en bas le flot que celle-ci avait primitivement déplacé et réciproquement; cependant ce flot liquide était difficile à percevoir, en raison même de sa profondeur; la pression était très douloureuse à ce niveau, Sans nul doute, le point de départ des accidents était là et se trouvait dans le périoste et l'os. Après anesthésie chloroformique, j'enfonçai le bistouri au niveau du bord externe du droit antérieur; il fallut le pousser jusqu'au manche pour pénétrer dans la cavité de l'abcès où je sentis sa pointe se mouvoir librement; l'incision suffisamment élargie, il jaillit un flot de pus énorme, un litre environ, de pus crémeux, assez bien lié, blanchâtre et grumeleux. Le stylet introduit arrivait jusqu'à l'os dans une étendue de 7 à 8 centimètres et contournait le bord interne du fémur qui était dénudé et mou ; après des lavages répétés à l'eau phéniquée pour bien déterger et nettoyer le foyer purulent, j'instituais mon pansement du manchon, cataplasme enveloppant toute la cuisse, ouate enveloppant le cataplasme, et toile gommée recouvrant exactement le tout. Comme traitement interne, vin de quinquina, tisane idem et pilules de Blancard; au bout de cinq jours, le malade était presque guéri, et il sortait à peine quelques gouttes de pus. Les parents ayant négligé le traitement après cet heureux résultat, il y eut une rechute qui faillit coûter la vie au malade; mais les soins lui ayant été prodigués de nouveau et de la même manière, il se rétablit promptement, et est aujourd'hui très beau garçon, ne conservant aucune trace de sa maladie.

Le 28 octobre 1878, une femme d'une soixantaine d'années ayant fait une chute de voiture, eut la jambe droite prise sous la voiture renversée, et la peau traversée en deux endroits au niveau du tiers moyen de la face interne de cette jambe; par suite de la contusion, il y eut un épanchement sanguin considérable au mollet, et toutes les veines furent obstruées et représentaient autant de cordons durs jusqu'au creux du jarret. J'instituai le pansement susdit, avec imbibition préalable du cataplasme par une solution de sel ammoniaque, et administration à l'intérieur de l'esprit de Mindérérus. En l'espace de huit jours, tous les accidents avaient disparus, après sortie d'une grande quantité de pus et de sang noirâtre purulent, ayant laissé un assez vaste foyer à sa place; bien que la malade fut très difficile à soigner (car elle voulait à peine laisser toucher sa jambe et faire les injections nécessaires), néanmoins elle était complètement guérie au 20 novembre, c'est-à-dire vingt-deux jours après le premier pansement; il n'y avait plus à ce moment que la peau à réparer sur une surface de deux centimètres de diamètre environ; je recouvris d'un morceau de taffetas anglais tout simplement.

Le 31 octobre 1878, par ce même pansement, j'ai guéri, dans l'espace de dix jours, un panaris du pouce datant de six semaines; le doigt était gros comme un boudin, rouge comme le feu, la phalangette nécrosée et des fusées purulentes sur les côtés de la phalange, menaçant d'envahir l'avant-bras.

La névrose enlevée et les fusées purulentes évacuées, les injections aromatiques phéniquées et l'application méthodique du pansement susdit, on permit à cet homme de reprendre son travail de charpentier au bout de dix jours, son doigt entièrement guéri.

Le 29 décembre 1878, une fille atteinte d'ostéo-périostite du tibia gauche, a la jambe grosse comme un sac; les tissus cutanés et sous-cutanés sont très œdematiés et la fluctuation est profonde, diffuse, très étendue, assez obscure, mais existe sur presque tout le tiers moyen du tibia. J'incise au niveau du bord interne du tibia pour ne pas mettre sa surface directement à nu. Il sort peut-être deux litres de pus et la jambe revient presque à son volume normal. Après évacuation complète du pus, le stylet trouve le tibia dénudé sur presque tout son contour et sur une longueur de 6 à 7 centimètres. En outre, le périoste est épaissi considérablement au-dessus et au-dessous de cette dénudation; la fille a treize ans, et l'opération, pratiquée le 29 décembre 1878, elle est presque complètement guérie fin février 1879, après application du pansement par le manchon, l'administration du quinquina, de l'iodure de fer et d'une poudre composée de bicarbonate de soude et carbonate de chaux par parties égales. Dans ce cas, les soins ayant été négligés par les parents qui voulaient la soigner presque à leur fantaisie, la maladie a traîné en longueur et je n'ai plus revu la malade.

Le 5 octobre 1878, j'incise un abcès post-auriculaire profond, confinant au temporal et contournant presque tout le pavillon; après évacuation du pus, injections iodées consécutives et pansement par le manchon, c'est-à-dire application large de cataplasme, ouate et bandes roulées par dessus, le malade est guéri le 18 même mois, c'est-à-dire treize jours après l'opération.

Il est à remarquer que la suppuration est presque toujours supprimée dès les premiers jours ou les quatre à cinq premiers après application méthodique du pansement par le manchon. Pour que ce pansement donne tous les fruits qu'on peut en espérer, il faut qu'il soit fait tous les jours par le chirurgien lui-même, qui fait des injections et des lavages antiseptiques ou excitants, selon les cas, afin de neutraliser les produits morbides et favoriser la réparation des tissus.

Les résultats précédents devraient presque nous dispenser de commentaires ; cependant, nous ne pouvons nous empêcher de faire remarquer que ce pansement met les parties malades dans un bien-être tout à fait exceptionnel, dans un vrai bain de vapeur, entretenant la douceur, la souplesse, la moiteur du membre, lui maintenant toujours une température homogène et au moins égale à la normale, l'isolant des milieux ambiants et ne laissant pénétrer aucun germe d'infection ou d'intoxication, attendu qu'après les injections phéniquées aromatiques et iodées, au besoin, qui détruisent les éléments morbides inhérents à la surface ou à l'intérieur des plaies, le cataplasme, la ouate, la toile gommée présentent une triple barrière infranchissable aux éléments externe d'intoxication et de contagion de toute sorte. Les conditions dans lesquelles ce pansement met les plaies sont bien supérieures à celles des plaies sous-cutanées proprement dites ; il présente, en outre de ces dernières, cet avantage immense de tenir les parties malades dans cette moiteur et cette chaleur constantes, homogènes, toujours égales, ou même supérieures à la normale, et si favorables à une bonne circulation, à l'épanchement d'une bonne lymphe plastique, et conséquemment à la régénération de tous les éléments détruits des parties molles et osseuses. On pourrait presque dire que c'est la réparation et la régénération chirurgicale à la vapeur, que ce procédé consacre dès à présent, comme en témoignent toutes les observations dans lesquelles nous l'avons mis en pratique. Nous espérons qu'il sera expérimenté sur une grande échelle, et qu'il est appelé à rendre de grands services dans la pratique civile comme dans la pratique hospitalière. L'on peut prévoir à l'avance tous les services qu'il peut rendre dans tous les cas d'inflammations ou tumeurs inflammatoires franches, telles que furoncles, anthrax, phlegmons, panaris, adénites, etc., dans lesquelles il sera appliqué à temps pour obtenir l'avortement ou la rétrocession de ces affections.

Voilà donc les procédés principaux et essentiels de la sous méthode de l'isolement, une des plus importantes de la thérapeutique antiseptique; les procédés de l'autoplastie, de la sous-cutanéité proprement dite de Jules Guérin, celui du cataplasme « le procédé classique étant déjà relégué au second plan », ceux de Alphonse Guérin, de Lister, le procédé mixte et celui du manchon, sont évidemment aujourd'hui ce qu'il y a de mieux et de plus profitable pour l'immunité de la propagation de toutes les affections contagieuses et encore pour la réparation prompte et rapide des plaies, pour la curation des dégâts causés par les grandes inflammations et leurs fontes purulentes, enfin pour l'avortement préalable d'une grande partie de ces affections.

Nous passerons maintenant à la sous-méthode de l'entraînement.

2° Sous-Méthode de l'Entraînement

Cette sous-méthode, comme son nom l'indique, consiste à extraire et rejeter au dehors, d'une manière permanente ou intermittente les éléments purulents ou putrides quelconques qui baignent l'intérieur ou la surface des plaies, les cavités profondes des abcès froids ou phlegmoneux, etc.; cette pratique doit être exercée aussi largement que possible, et de la manière la plus parfaite; ce n'est que de son observation rigoureuse que dépend un prompt et heureux résultat. Nous aurions beau instituer un pansement sans reproche, réunissant les conditions d'isolement les plus parfaites, il est évident que si nous laissions séjourner à l'intérieur ou à la surface des plaies les liquides septiques et les débris mortifiés, il est évident que ce serait enfermer le loup dans la bergerie, établir la putréfaction en permanence et sur place, entretenir une pyogénie redoutable et préparer à bref délai la pyhémie ou septicémie générale de l'économie. Alors même que nous n'admettrions pas la théorie de la résorption purulente, la production incessante de liquides purulents en un point quelconque de l'économie ou de la surface du corps, leur accumulation sur place, leur séjour permanent et l'imbibition consécutive des effets de pansements, d'habillements et de literie, leur exhalation et leur diffusion dans l'atmosphère ambiante, deviendrait une cause d'infection générale de l'économie entière, tant pour le malade que pour son entourage, sans compter la macération, la désorganisation, la putréfaction, la gangrène que subiraient les tissus de proche en proche par leur contact avec des matériaux déjà putréfiés et pestilentiels.

L'observation de tous les jours le démontre suffisamment. Si l'on ne chasse pas ces flots de pus qui envahissent les gaînes tendineuses ou remplissent les cavités ou foyers de toutes sortes d'abcès, ils se frayent un chemin rapide dans tous les sens, produisent des décollements énormes, et sont d'autant plus difficiles à arrêter qu'on leur a laissé prendre plus d'importance. Si dans le pansement des plaies, on n'apporte pas le plus grand soin, si l'on n'enlève pas avec la curette ou la pince jusqu'à la moindre parcelle de ces productions couenneuses qui s'étalent et s'implantent à leur surface, on les voit bientôt envahir la plaie tout entière, la creuser, la manger, désorganiser les tissus vivants sousjacents et périphériques, et, finalement, mettre obstacle à la réorganisation et régénération des tissus détruits.

Si, au contraire, on balaie les collections purulentes, si l'on chasse par des lavages jusqu'à la moindre trace de pus, si l'on nettoie exactement la surface des plaies, on voit ensuite les cavités se rétrécir et se fermer rapidement, les tissus bourgeonner, se régénérer et les plaies se réparer promptement à la faveur d'un pansement bien dirigé. Cette sous-méthode de l'entraînement est donc d'une importance non moins considérable que celle de l'isolement, et mérite la plus grande attention.

Il est évident que la première idée qui se présente à l'esprit de tout observateur et de tout praticien, c'est la suppression de la cause patente des accidents pyhémiques ultérieurs, de celle qui tombe immédiatement sous le sens de la cause locale en un mot. Comme nous venons de le dire, il faut commencer par débarrasser l'économie des produits morbides accumulés ou entassés en un endroit quelconque de la surface du corps ; une solution de continuité étant donnée, de quelque nature qu'elle soit, qu'elle soit produite accidentellement, volontairement ou involontairement, par instrument tranchant ou contondant, ou qu'elle soit le résultat d'une action lente, occulte et spontanée, du moment qu'il y a eu intersection des tissus vivants, parties molles ou parties osseuses, les voies de l'absorption sont ouvertes, les tissus amorphes par imbibition, les vaisseaux lymphatiques ou sanguins par leurs bouches ou stomates accidentelles, laissant pénétrer, filtrer et progresser du dehors au dedans tout ce qui les confine, et les malades mangent alors par les plaies et les foyers purulents, tout comme ils mangent par la bouche, avec cette différence que par cette dernière ouverture ils introduisent des aliments de choix, tandis que par les premières ils absorbent tout ce qu'il y a de déchets impropres à la nutrition, tout ce qu'il peut y avoir de produits liquides et solides putrides, sphacélés, gangrenés et pestilentiels, et devenant alors la cause ou les causes multiples d'une intoxication générale de tout le système organique vivant. Nous ne saurions entrer ici dans les considérations anatomo-pathologico-physiologiques qui président à ces phénomènes de septicémie générale, sans nous écarter de notre sujet. Nous voulons seulement faire remarquer combien il faut être prudent et se mettre en garde contre toutes les chances d'infection et que si l'on est souvent forcé de laisser la porte ouverte aux agents septiques extérieurs de toute sorte, aux détritus provenant de la surface du corps, au pus qui baigne les surfaces, aux tissus sphacélés ou gangrenés, ou à toute autre cause pouvant venir du dehors et s'introduire par la voie des pansements, si l'on ne peut pas fermer ces bouches toujours béantes et toujours prêtes à donner passage à l'ennemi, il faut de toute nécessité et par tous les moyens possibles et imaginables, éliminer le dernier, le retrancher, le supprimer, l'éloigner du siège d'absorption, l'arracher en un mot de son lieu d'implantation afin de le rendre inoffensif et incapable de nuire. Quand on se trouve en présence de collections purulentes, il faut les ouvrir le plutôt possible et les bien nettoyer afin de ne laisser aucune trace de pus ; on tâche toujours, dans ces cas, de se conformer aux conditions de la sous-cutanéité, c'est-à-dire de conserver les cavités et plaies à l'abri du contact de l'air par les procédés sus décrits après les avoir vidées de leur contenu,

Se trouve-t-on en présence de sphacèles étendus et profonds, spontanés ou accidentels, il faut les éliminer, les circonscrire aussi exactement que possible, et poursuivre les tissus mortifiés, jusqu'à leurs dernières limites, de manière à mettre à jour les tissus vivants, afin de pouvoir agir directement sur eux pour provoquer leur vitalité et la régénération de tout ce qui a été détruit, par les moyens appropriés, les pansements isolants et les toniques excitants. Ce n'est qu'ainsi que j'ai pu me rendre maître parfois de fontes considérables et spontanées de masses musculaires et aponévrotiques ayant toutes les apparences des affections morvo-farcineuses.

Ainsi, le 13 septembre 1875, chez une fille de 35 ans, à la suite d'une fièvre intermittente revêtant la plupart des caractères de la typhoïde, et compliquée de crises horribles et subintrantes d'épilepsie, le tout datant d'environ trois semaines, parce que je n'avais été appelé qu'à la dernière extrémité, une fois les accidents périodiques et épileptiques domptés par l'association du sulfate de quinine au bromure de potassium, je trouvais des eschares noires et sèches aux membres inférieurs, mais une surtout à la région fessière gauche ayant envahi et mortifié les parties cutanées, sous-cutanées, aponévrotiques, musculaires et graisseuses sur une étendue de plus de dix centimètres de diamètre dans tous les sens, ayant détruit toute l'épaisseur du muscle grand fessier, mis à nu la crête sacro-coxygène, une partie de la crête iliaque, et ayant poursuivi le plan aponévrotique lombaire sur une étendue de plus de dix centimètres en hauteur. Indépendamment de ces fontes qui revêtaient un aspect oléagineux comme dans le farcin, la peau des bras, des avant-bras et des aisselles était le siège de véritables modules ou tubercules à base indurée et à sommet ombiliqué; la muqueuse nasale était le siège d'excoriations ou ulcérations superficielles noirâtres comme dans la morve aiguë chez l'homme. Tous ces accidents, revêtant le caractère morvo-farcineux, ne pouvaient être attribués qu'à la souffrance, à la surménation de la malade par cette triple affection paludéenne, typhoïde et épileptique, l'alimentation, le sommeil, le repos lui ayant fait à peu près complètement défaut durant ce laps de temps de trois semaines environ, et l'on doit comprendre tout ce que peut produire de désordres cette suite ininterrompue de crises épileptiques se répétant toutes les cinq ou dix minutes, et n'étant que le passage à l'état aigu d'une affection qui datait de la plus tendre enfance.

Malgré tant de désordres, j'eus raison de tous les accidents, et j'obtins réparation de tous les tissus détruits, assez rapidement, par l'élimination préalable de tout ce qui était sphacélé, par les pansements excitants au vin aromatique phéniqué, iodé, deux fois par jour, par une bonne alimentation, de bon vin et des toniques sous

3

toutes les formes. Dans les cas de gangrènes étendues à la suite de traumatisme, dans les pustules malignes que j'ai eues à soigner, je me suis toujours conduit de la même manière. Aussitôt le mal reconnu, aussitôt enlevé, et la réparation n'en était que plus prompte et plus heureuse. Ainsi, dans n'importe quel cas de désorganisation, je pose comme principe qu'il faut éliminer, tout d'abord, tout ce qui est privé de vie, et mettre à nu les parties vivantes pour agir directement sur elles, avant de passer aux procédés ultérieurs d'entraînement; c'est le plus puissant moyen de favoriser la résurrection et la réorganisation de tout ce qui a été détruit.

Nous allons parler maintenant des procédés adjuvants de la sous-méthode de l'entraînement, que nous désignerons sous les noms de irrigations, lavages, injections, aspiration, expulsion spontanée et simple expression.

Irrigation. — L'irrigation peut être continue ou intermittente. L'irrigation continue est certainement un des bons procédés se rattachant à l'entraînement, puisqu'il est destiné à ne laisser jamais séjourner aucune trace de pus ou de tissu mortifié à la surface ou à l'intérieur des plaies; mais elle peut revêtir des modes divers selon le genre de plaie qu'elle est destinée à déterger.

Elle peut se pratiquer à couvert ou à découvert. L'irrigation continue à découvert est appliquée ordinairement à des plaies contuses énormes résultant de broiements par une machine ou la chute d'un corps pesant.

On la fait alors à froid en laissant tomber le liquide d'une hauteur assez considérable pour déterger la plaie, entraîner les parties par trop contuses, prévenir les hémorrhagies capillaires et raviver les tissus meurtris. La partie blessée repose sur le bord du lit au-dessus d'une toile cirée qui conduit l'eau dans un récipient, et ne lui permet pas d'imbiber la literie. Cette irrigation doit se faire toujours avec de l'eau bien fraîche, bien pure et bien claire, durer assez longtemps, pour s'opposer d'abord aux hémorrhagies, ensuite à la mortification des tissus intéressés, puis favoriser la révivification de la plaie et sa réparation. Dans ce but, il ne serait peut être pas mal à propos d'additionner l'eau à irrigation de substances antiseptiques et excitantes.

L'irrigation continue à couvert est celle qui, combinée à un isolement parfait, permettrait un nettoyage constant et perpétuel jusqu'à cessation des accidents pyogéniques. Un appareil isolant en caoutchouc envelopperait les parties malades et un drain ou tube de même nature ferait entrer le liquide, lui ferait traverser et laver les foyers purulents et le ramônerait au dehors du côté opposé. Ce serait là l'irrigation combinée au manchon à demeure. Cependant, je ne crois pas que ce procédé vaille celui des pansements quotidiens par le manchon, qui permet de surveiller les accidents et la marche de la guérison.

L'irrigation intermittente est la plus commune et la plus usitée; elle s'exécute au moyen de tubes en caoutchouc, de sondes en gomme élastique que l'on introduit jusqu'au sein des foyers purulents et par lesquels on fait passer des courants de liquides détersifs à l'aide de seringues en verre ou en métal. On procède à l'irrigation à chaque pansement, après avoir bien comprimé à la surface et tout à l'entour des plaies ou cavités pour ramener au dehors la plus grande partie possible du pus; on fait les injections consécutivement pour finir d'entraîner tout ce qui pourrait adhérer aux parois des foyers purulents

et l'on ne s'arrête que quand on voit un liquide clair,
limpide et sans odeur sourdre par les ouvertures de la
plaie.

Lavages. — Ceux-ci s'exécutent directement à la surface des plaies, au moyen d'éponges imbibées d'eau ou
de liquides appropriés que l'on exprime en ramassant
ensuite jusqu'aux moindres traces de pus ou de liquides
septiques répandus sur les plaies. Ces lavages se font
pour les plaies étendues en surface principalement. A
défaut d'éponges, on se sert de bourdonnets de charpie
que l'on peut introduire plus facilement dans les petites
cavités et les anfractuosités osseuses.

Aspiration. — L'aspiration se pratique soit au moyen
de seringues, soit au moyen de pompes aspirantes ou
aspirantes et foulantes.

On peut employer des seringues métalliques ou en verre.
La seringue métallique, munie d'un bout taillé en biseau,
est poussée jusque dans la cavité des abcès osseux ou
autres abcès froids et phlegmoneux. Puis on pratique
doucement l'aspiration, et, quand la seringue est remplie,
on tourne un robinet attenant au bout de la seringue, et
l'on vide celle-ci pour la remplir de nouveau jusqu'à
épuisement du liquide purulent. Après quoi on pousse
avec la seringue des liqueurs antiseptiques dans les
cavités purulentes pour les bien nettoyer, jusqu'à ce
qu'on ramène un liquide sans mauvaise odeur. On retire
le bout de la seringue et l'on recouvre l'ouverture de
la peau avec un morceau de sparadrap pour prévenir
l'accès de l'air. Ce procédé de l'aspiration peut s'appliquer encore aux épanchements pleuraux, péricar-
diaques, à ceux de la tunique vaginale, des bourses
séreuses, des articulations, des kystes de l'ovaire ayant

contracté des adhérences avec la paroi abdominale, etc. M. Dieulafoy a fait construire un aspirateur très commode permettant de faire l'aspiration et de graduer les injections à volonté.

Les pompes aspirantes, ou aspirantes et foulantes, peuvent être mises à demeure, ainsi que le pratique M. Maisonneuve, de façon à combiner l'aspiration avec les procédés de l'isolement, laisser ainsi les plaies à l'abri du contact de l'air et faire des lavages intermittents à volonté.

L'expulsion spontanée et la simple compression à la surface et aux alentours des foyers purulents sont le cortège obligé de tout bon pansement autre que ceux où les pompes sont mises à demeure. Cette dernière pratique doit toujours accompagner les lavages, les injections, les irrigations, etc., de façon à entretenir une propreté irréprochable tant à l'extérieur qu'à l'intérieur des plaies et foyers purulents. Ce n'est qu'à cette condition que le praticien obtiendra des succès rapides et prompts; il est certain que lorsque toutes ces conditions ont été remplies, que tous les tissus mortifiés ont été arrachés par les instruments tranchants, que les parties putrides solides et liquides ont été complètement éliminées, que les parties vivantes ont été mises à nu, que l'irrigation, les lavages, les injections ont accompli leur œuvre, et que la propreté la plus irréprochable règne tant à l'intérieur qu'à l'extérieur des parties malades, il est certain que de l'observation rigoureuse de toutes ces règles d'une bonne thérapeutique chirurgicale et de leur combinaison raisonnée et opportune avec les divers procédés de l'isolement et ceux que nous ferons connaître ultérieurement, dépendent

et la prompte réparation et l'heureux retour à l'état
normal. Il ne faut point craindre les hémorrhagies
consécutives à l'élimination de masses gangréneuses
considérables, car nous possédons dans la ligature, la
torsion, la compression, et dans l'emploi de tous les
hémostatiques connus, les moyens de les prévenir ou de
les combattre. C'est après ces détersions complètes par
tous les procédés sus-indiqués, et par ceux propres à
la neutralisation, que nous verrons s'épancher de bonne
lymphe plastique, le bourgeonnement s'effectuer rapidement et tous les tissus détruits se régénérer promptement, surtout à la faveur des pansements par
occlusion se rapportant à la sous-méthode de l'isolement,
tels que ceux de Lister, Alphonse Guérin, Jules Guérin,
et celui du manchon ou de l'auteur.

Nous allons étudier maintenant tout ce qui a trait
à la sous-méthode de la Neutralisation.

3° Sous-Méthode de la Neutralisation

On peut dire que la neutralisation serait toute la
pratique antiseptique; c'est elle, en effet, qui a pour
but de détruire tout ce qui peut devenir ou tout ce
qui est présentement une cause d'intoxication ou d'infection générale pour l'économie. Nous aurons donc à
examiner dans ce chapitre et les causes d'infection, et
les sources où elles se produisent, d'une part; et les
moyens de les combattre partout où elles existent,
d'autre part.

Des causes d'infection et d'intoxication en général. —
Si nous voulions donner à cette étude tout le champ
qu'elle comporte, tant sous le rapport chirurgical que

médical ou médico-légal, nous aurions à examiner et les liquides ou produits purulents dans la pratique chirurgicale, et les miasmes paludéens, typhoïdes, typhiques et cholérigènes, qui s'en rapprochent le plus, et les virus humains, les venins, enfin les poisons ou toxiques proprement dits végétaux et minéraux.

Toutes ces causes d'intoxication se relient étroitement entre elles, et les dernières pourraient se rattacher si bien aux premières, que n'importe laquelle d'elles peut engendrer les accidents toxhémiques des autres.

Sans entrer ici dans les détails et la définition de tous ces toxiques que tout le monde médical connaît ou doit connaître, nous nous bornerons donc à dire que les produits septiques de l'économie sont endogènes ou exogènes, c'est-à-dire qu'ils viennent du dedans et prennent naissance sur place, ou bien qu'ils proviennent du dehors et s'introduisent par toutes les portes du corps humain. Ce qui a trait principalement à notre sujet, ce sont les causes d'intoxication purulente dans la pratique médico-chirurgicale et c'est surtout à la recherche des moyens de les combattre que nous devons nous attacher.

Nous avons dit tout à l'heure que les causes pyogènes et pyhémiques sont externes ou internes, qu'elles sont apportées par l'atmosphère et les objets divers environnants les blessés ou servant à leur usage, et enfin qu'elles sont inhérentes parfois à leur nature, à leur tempérament, ou bien qu'ayant été une fois introduites et ayant pris droit de cité, elles sont par cela même internes; conséquemment nous devons poursuivre les causes intus et extra par tous les moyens que la science met à notre disposition; et d'abord, nous devons admettre un parallèle parfaitement exact et parfaitement justifié par l'observation, c'est que les phénomènes morbides connus sous les noms d'intoxication purulente, de pyhémie, de purulence des plaies, etc., et ceux connus sous les noms de fermentation, d'érémacausie, sont de nature à peu près identique ; ce qui démontre cette vérité, c'est que tous les agents qui s'opposent aux fermentations et paralysent les ferments, sont aussi des antiseptiques propres à s'opposer ou à combattre les accidents de la purulence. Pour en avoir une preuve flagrante, il suffit de faire connaître l'action de l'hypochlorite de chaux ou de soude, des silicates de potasse ou de soude sur les ferments et sur la purulence ; il n'y a pas longtemps que l'on a démontré que les injections de silicate de potasse dans la vessie détruisent promptement le pus et enlèvent la faculté pyogénique de la muqueuse vésicale dans les cystites purulentes ; les mêmes silicates mélangés aux farines de moutarde ou d'amandes amères paralysent la fermentation de ces farines ; de même, l'alcool concentré, les hypochlorites sont des antiseptiques puissants et des neutralisateurs des ferments soit lévosique, soit amygdalique ou myronique, etc. Puisque les fermentations et les phénomènes putrides sont de même ordre, il est à peu près certain que les causes génératrices des uns et des autres sont puisées aux mêmes sources et comme nous savons que les fermentations ne peuvent avoir lieu sans le contact de l'air, et que les observations de M. Pasteur tendent toutes à attribuer le développement des ferments à des molécules atmosphériques jouant le rôle de germes générateurs, force nous est bien de reconnaître que les éléments créateurs de la pyogénie proviennent en grande partie de l'atmosphère ambiante, et que c'est dans ce milieu que nous devons d'abord commencer par les attaquer et les combattre. C'est donc à l'assainissement de l'atmosphère que nous devons avoir recours tout d'abord, pour cela faire, nous devons étudier premièrement les éléments que la science met à notre disposition soit pour purifier l'atmosphère, soit pour détruire les causes de la pyogénie et les accidents pyhémiques eux-mêmes ; il s'agit donc des antiseptiques proprement dits que nous allons énumérer et classer sous les rapports chimique, physiologique et thérapeutique.

Classement chimique des agents antiseptiques

Sous le rapport chimique, les antiseptiques sont simples ou composés :

Les simples comprennent : le chlore, le brome, l'iode, le soufre, l'oxygène, le carbone.

Les composés sont minéraux ou organiques.

Les minéraux comprennent : l'eau oxygénée, le bisulfure, l'hydrogène et l'hydrogène sulfuré, les sulfites et hyposulfites de soude, les borates et silicates de soude, les sulfates de fer, de zinc, de cuivre et l'azotate d'argent, les permanganates de potasse ou de soude, les hypochlorites, hypobromites et hypoiodites de chaux, de potasse ou de soude.

Les organiques renferment : les alcools divers, la glycérine, les phénols divers, certains aldéhydes, tels que les essences de cannelle, de cumin, d'anis, de menthe, le camphre, etc.; certains acides, cinnamique, benzoïque, anisique, camphorique, etc., les térébenthines et les baumes divers, etc.

Au point de vue physiologique, on peut les diviser en : coagulants, qui sont : les alcools, glycérine, phénols, les sulfates et l'azotate d'argent.

Excitants et stimulants, tels que les baumes les térébenthines, les essences de canuelle, de menthe, de camphrier, etc.

Déshydrogénants, tels que le chlore, le brome, l'iode, le soufre, l'oxygène.

Déshydrogénants et oxydants, tels que les hypochlorites, hypobromites, hypoiodites, les permanganates, l'eau oxygénée, l'oxygène.

Caustiques : ce sont l'azotate d'argent, l'acide chromique, le nitrate acide de mercure, etc.

Cette classification n'a rien d'absolu, la plupart de ces corps jouant des rôles multiples et ayant des actions variées ; par exemple, l'iode classé comme déshydrogénant, est aussi un excitant et un irritant puissant, en même temps qu'un neutralisateur des éléments du pus par combinaison très probablement; de même les hypochlorites, les permanganates, rangés parmi les oxydants et déshydrogénants sont aussi des excitants à caustiques légers par les bases qu'ils renferment ; l'azotate d'argent est tout à la fois caustique, coagulant et oxydant, à cause de sa décomposition rapide en présence de l'air, de la lumière et des humeurs ou tissus organiques.

Après cette énumération rapide et succincte, nous allons passer à l'application de ces divers agents à l'épuration de l'atmosphère, à l'assaissement des objets servant aux malades, et à la destruction des éléments purulents ou germes morbigènes au sein des plaies ou foyers pyogéniques

De l'atmosphère. — C'est au sein de l'atmosphère qu'il faut chercher la plupart des causes qui provoquent ou engendrent les accidents pyhémiques ou purulents; ce milieu est un véhicule puissant, un conducteur propre à transporter tous les germes ou tous les éléments volatils, solides, liquides ou gazeux, les faisant pénétrer en tous lieux et nous les inoculant ou nous les incorporant par tous les points de la surface du corps, par toutes les ouvertures, buccale, nasale, oculaire ou palpébrale, auditive, etc.; il faudrait donc que ce milieu fût de la pureté la plus parfaite, aussi faut-il chercher à l'assainir le plus possible, surtout dans les établissements hospitaliers où les causes de l'encombrement sont si multiples et permanentes. En premier lieu, on doit éviter de répandre dans l'air aucune poussière irritante ou aucun gaz délétère, et lorsqu'on soupçonne la présence d'éléments toxiques quelconques dans ce milieu ambiant, la première chose à faire, c'est d'établir une ventilation excellente, de renouveler l'atmosphère par des courants d'air fréquents ; mais c'est principalement tous les matins qu'il faut ouvrir largement les portes et les fenêtres, relever les rideaux des lits, afin de permettre à l'air extérieur de balayer l'air intérieur jusque dans les moindres recoins, et chasser ainsi au dehors tous les produits diffusibles et volatils provenant de l'exhalation de la surface de la peau, des voies respiratoires ou des foyers purulents et de la surface des plaies. Cette pratique, excellente en été, lorsque le temps est doux, serait impossible dans les saisons froides et pluvieuses; mais alors on peut la remplacer par les courants d'air chaud établis en permanence et permettant une aération constante. Les parquets, les objets de literie et d'ameublements doivent être cirés et enduits d'encaustiques antiseptiques ; lorsque le renouvellement d'air est insuffisant à faire disparaître les miasmes délétères, que l'imprégnation atmosphérique est trop forte et qu'il en résulte un inconvénient pour l'organe de l'odorat, il faut avoir recours alors aux produits neutralisateurs, aux agents antiseptiques pouvant se diffuser au sein de l'atmosphère et y détruire les éléments morbides sur place, à la condition que ces agents eux-mêmes ne deviendront pas une cause malfaisante pour les malades; il est cependant fort peu d'agents chimiques, à l'exception de l'oxygène et de l'eau oxygénée qui, employés en trop grande quantité, ne devinssent des causes morbides; il faut donc apporter dans leur usage une sage mesure et savoir proportionner l'agent destructeur aux causes à détruire.

Quelles sont donc ces causes? Ce sont les produits septiques et pestilentiels dégagés et diffusés au sein de l'atmosphère par ces sources permanentes qu'on appelle l'encombrement et qui résultent de l'entassement des blessés et malades de toutes sortes. Alors les exhalations cutanées et respiratoires en si grand nombre, les sécrétions muqueuses et puriforme des bronches, les produits de la miction urinaire parfois purulente, et des évacuations alvines parfois nauséabondes, joints aux émanations putrides et pestifères qui s'exhalent et se diffusent au sein de l'atmosphère ambiante de cette immense surface de plaies chirurgicales qui peuplent un hôpital, alors, disons-nous, toutes ces causes suffiraient déjà à produire un empoisonnement permanent et redoutable, sans compter les causes miasmatiques et délétères qui viennent du dehors et quelquefois de pays fort lointains, tels que ceux qui nous envoient la peste, le choléra, le typhus, etc.; l'air est alors une cause incessante d'intoxication qui s'ajoute à celles inhérentes aux sujets en traitement. C'est donc à l'épuration de cet air, à la destruction des miasmes qu'il peut contenir qu'il faut apporter tous ses soins. Parmi les agents épurateurs nous devons choisir de préférence et les plus puissants à détruire les germes morbides et les moins offensifs pour l'économie tout à la fois.

L'oxygène en grande abondance serait assurément le plus utile de tous ; il aurait tout à la fois et la faculté de détruire les miasmes et celle de fortifier les blessés par la triple voie de la respiration, de la surface du corps et de celle des plaies ; il suffirait donc de faire dégager dans les salles d'hôpital de l'oxygène en permanence et en quantité assez abondante pour atteindre le but désiré. Ce corps simple si facile à préparer à l'état de pureté parfaite, soit en calcinant le chlorate de potasse, soit en surchauffant le bioxyde de Barium préparé au moyen du protoxide chauffé au rouge, nous offre ce grand avantage qu'il est puissant excitant de la respiration ; il la rend plus aisée, plus facile, plus large, plus ample et plus régulière ; en pénétrant dans le torrent circulatoire en plus grande abondance, il devient un puissant auxiliaire de l'hématose, de la calorification et de la fibrination du sang ; il concourt puissamment à la régénération des globules sanguins, à la rénovation et à la réparation des tissus, sert à suroxyder une foule de produits qui devien- draient sans cela nuisibles à la santé, et en particulier à brûler le sucre dans le diabète sucré, à transformer l'acide urique en urée dans la goutte, et à favoriser ainsi son élimination, à prévenir par conséquent les accidents gangréneux et purulents qui pourraient se déclarer chez les diabétiques et les podagres ; c'est en outre un préven- tif des hémorrhagies, par cela même qu'il augmente la plasticité du sang ; c'est un tonique et un revivifiant des plaies tant par son action interne que par celle externe ; enfin c'est un antiseptique puissant et direct par son action destructive sur les éléments purulents, putrides ou infects de l'économie.

Ce qui le prouve, c'est la rapidité, l'instantanéité avec laquelle le permanganate de potasse dissipe toute mauvaise odeur des liquides putrides et purulents auxquels on mélange ses solutions aqueuses ; or, comment agit là le permanganate de potasse, si ce n'est par l'oxygène qu'il contient et qu'il cède immédiatement en se décomposant et se transformant en potasse Ko. Ho, et péroxide de manganèse Mn^2o^3 ; en effet, le permanganate de potasse Ko, Mn^2o^7 est d'une instabilité telle, que dès qu'il est en contact avec une matière organique, il cède 4 équivalents d'oxygène qui se trouvant à l'état naissant possède une action oxidante ou de combinaison bien plus puissante qu'à l'état ordinaire, et cela est si vrai que sans invoquer l'état naissant et allotrapique de l'oxygène nous n'avons qu'à observer son action sur le sang veineux ; de noir qu'il est au sortir de la veine, ce sang devient immédiatement rutilant lorsqu'on l'agite dans un récipient rempli d'oxygène pur, ce qui prouve qu'il se combine instantanément aux globules sanguins même en dehors des conditions de la vitalité humaine normale ; pourquoi n'admettrions-nous pas par analogie qu'il puisse se combiner de la même façon aux globules purulents et leur enlever leur qualité malfaisante pour leur communiquer une vertu bienfaisante ou tout au moins inoffensive.

Nous n'avons point d'observations directes et positives pour prouver cette assertion d'une façon péremptoire et irréfragable, mais l'analogie peut nous le faire supposer ainsi que nous le voyons pour les globules sanguins, et si le pus contracte parfois une si mauvaise odeur en présence de l'air, ce n'est certes pas à l'action de l'oxygène que nous devons l'attribuer, mais bien à celle des germes de la nature des ferments, ainsi que l'ont démontré les expériences de M. Pasteur ; du reste, bien souvent nous avons exposé du pus dans des vases en présence de l'air, et nous n'avons pas constaté que par suite de cette exposition prolongée, il ait acquis de plus mauvaise odeur que celle qu'il avait au sortir des plaies. Indépendamment de ces vertus antiseptiques de l'oxygène pour les plaies, son action vitale et vivifiante pour la respiration et la circulation devrait le faire répandre en abondance surtout dans les salles des blessés, dont il hâterait sûrement la guérison et la convalescence.

Indépendamment de l'oxygène à l'état libre ou naissant, il est un certain nombre de composés minéraux ou organiques, qui le contiennent en combinaison bien définie, et peuvent, en présence des matières organiques, le céder presque instantanément à l'état naissant et allotropique, c'est-à-dire avec des propriétés chimiques qui augmentent considérablement son action, de telle sorte que sous un petit volume, ces agents peuvent avoir une action neutralisante bien supérieure à celle d'une quantité correspondante d'oxygène libre. Les composés qui remplissent ces conditions sont les hypochlorites, les hypobromites, les hypoiodites, les permanganates, les nitro-benzine et nitro-naphtaline, les aldéhydes-nitrées, phénols-nitrés, etc.

C'est surtout l'action des permanganates et des hypochlorites, qui est prompte et remarquable, au point que les odeurs les plus malsaines et les plus repoussantes disparaissent comme par enchantement: or, si dans les hypochlorites nous pouvons dire que le chlore agit en grande partie et à titre d'élément capital et primordial, comme antiseptique et destructeur, il n'en n'est pas de même du permanganate de potasse qui, dans sa décomposition, ne cède absolument rien que de l'oxygène pur et à l'état naissant ou allotrapique, état dans lequel il doit jouer à peu près le même rôle que l'ozone.

Jamais nous n'avons rencontré de produit chimique possédant des propriétés antiseptiques aussi puissantes, aussi promptes et aussi bienfaisantes que celles que nous a données le permanganate de potasse. Toutes les fois que nous l'avons employé dans les suites de couche où les lochies et les suppurations consécutives aux accouchements laborieux produisent de ces états pestilentiels et nauséabonds si repoussants, que l'odorat ne peut les supporter, toujours nous avons obtenu un résultat constant et immédiat ; toute odeur malsaine disparaît instantanément et les femmes qui sont au plus mal, recouvrent presque en même temps leur bien être et leur santé.

Donc nous ne saurions admettre d'autre action que celle qui est due à l'oxygène à l'état naissant et qui ne se trouve réalisée par aucun autre composé chimique au même degré.

Tout en reconnaissant que l'oxygène a ici une action incontestable et bien supérieur à celle des autres éléments simples agissants comme neutralisateurs, nous reconnaissons et admettons aussi que la vertu et les propriétés antiseptiques appartiennent non moins exactement à une foule d'autres principes pouvant se diffuser au sein de l'atmosphère; ces composés diffusibles et volatils dont les hypochlorites, hypobromites, hypoiodites, les nitro-benzine et nitro-naphtaline, les nitro-aldéhydes, les éthers nitriques et nitreux principalement, les éthers chlorhydrique, bromhydrique, iodhyrique et sulfhydrique, que l'on peut répandre dans les salles ou autour des malades et blessés selon les exigences du moment.

Après l'action neutralisante et bienfaisante de l'oxygène, nous devons mentionner spécialement celle qui appartient aux autres corps simples, tels que le chlore, le brome et l'iode. Ces trois corps, soit à l'état libre, soit en combinaison dans les hypochlorites, hypobromites, hypo-iodites, dont ils sont dégagés par l'acide carbonique de l'air ou par d'autres éléments acides de l'économie ou des plaies, possèdent des propriétés antiseptiques puissantes et font disparaître presque instantanément les qualités délétères des liquides purulents, soit par combinaison directe avec les éléments ou globules du pus, avec les gaz qui s'en dégagent, soit par déshydrogénation des mêmes principes, et d'ailleurs ces deux actions paraissent être simultanées dans les réactions de ces corps simples sur les corps organiques, ainsi que l'ont démontré les expériences chimiques des Liebig, des Laurent, des Dumas, des Regnault, etc. Indépendamment de leur action sur la purulence des plaies et les émanations qui s'en dégagent au sein de l'atmosphère, ces trois corps simples jouissent encore de la propriété remarquable de se combiner avec les bases organiques ou alcaloïdes végétaux, tels que la nicotine, la cicutine, la quinoléine, la daturine, l'hyosciomine, l'atropine, la morphine, etc., et de former avec elles des composés insolubles; mais c'est surtout l'iode métallique qui possède cette vertu, ainsi que l'ont démontré les travaux de Bouchardat, de telle sorte que de légères vapeurs iodiques répandues dans l'atmosphère précipiteront les vapeurs de nicotine ou de tout autre alcaloïde en suspension dans ce milieu et le rendront inoffensif pour la respiration. Indépendamment de leur action sur le pus et les alcaloïdes végétaux, ces trois éléments : chlore, brome, iode, jouissent encore de la faculté magique de décomposer et neutraliser les acides cyanhydrique et sulfocyanhydrique, tout en s'emparant de leur hydrogène pour former des acides chlorhydrique, bromhydrique, iodhydrique, en même temps qu'il se forme très probablement des chlorure, bromure et iodure de cyanogène, et de prévenir ou de combattre par là les plus terribles des toxiques connus. On peut donc appeler ces trois corps simples, mais surtout l'iode, le triple palladium contre les accidents purulents, les alcaloïdes végétaux et les hydrocyaniques. La plupart des éthers simples et composés, les spiritueux en général et les phénols, diffusés à petite dose dans l'atmosphère, produisent une action stimulante et tonique générale, qui ne peut être que fort agréable en même temps qu'utile aux malades. Dans le cas où des radicaux organo-métalliques quelconques, tels que plomb-éthyle, zinc-éthyle, stib-éthyle, etc., seraient répandus dans l'atmosphère, l'hydrogène sulfuré ou le bisulfure d'hydrogène se dégageant lentement d'une solution en aurait facilement raison en régénérant les carbures d'hydrogène et formant des sulfures métalliques insolubles. L'eau oxygénée, les hypochlorites et les éléments simples chlore, brome, iode, joueraient à peu près le même rôle en formant des oxydes, des chlorures et des éthers haloïdes par substitution du chlore, brome, iode à l'élément métal dans le composé organo-métallique.

Ces quelques données suffiront à faire ressortir toute

l'importance qu'on doit accorder aux procédés épurateurs de l'atmosphère ainsi que la part considérable que peuvent prendre les procédés chimiques dans l'assainissement de ce milieu, et conséquemment dans la pratique médico-chirurgicale.

Après les procédés épurateurs de l'atmosphère, qui s'appliquent également à tous les objets environnants ou servant aux malades, il faut passer aux procédés antiseptiques directs, à ceux qui conviennent et s'adressent immédiatement aux plaies de toute sorte, aux foyers et cavités purulents, aux surfaces pyogènes en général, en un mot, il faut aller droit au but, couper le mal dans sa racine et supprimer ainsi la source de tous les accidents pouvant se produire directement par voie de résorption purulente à la surface ou à l'intérieur des plaies, ou indirectement par le milieu ambiant agissant sur toutes les surfaces cutanées ou muqueuses accessibles aux agents extérieurs.

Nous passerons rapidement sur tous les topiques anciens et surrannés qui sont tombés dans la désuétude et la banalité chirurgicale, et nous nous arrêterons de préférence à faire ressortir l'importance des vrais agents antiseptiques, de ceux propres à neutraliser le pus, à lui enlever sa mauvaise odeur, à détruire ses propriétés infectantes et propres surtout à annihiler les facultés pyogéniques des plaies et des foyers purulents; car c'est là le point capital, nous aurions beau supprimer le pus, le neutraliser même sur place, le balayer constamment au dehors, s'il se reproduit constamment au dedans et que la source n'en puisse être tarie, c'est la condamnation, l'épuisement et la marche fatale du malade vers une fin prochaine.

Que dirons-nous des corps gras en général, tels que graisse, suif, axonge, huiles, cérats, onguents et baumes à base graisseuse, sinon que tous ces topiques ne doivent plus occuper dans la pratique chirurgicale qu'une place fort minime, attendu qu'ils n'ont qu'un pouvoir isolant de fort peu d'importance, qu'ils entravent l'entraînement et que loin de posséder la propriété de neutraliser le pus, et d'en supprimer la source, ils aggraveraient le plus souvent les accidents de toutes les façons ; en effet, par leur séjour plus ou moins prolongé à la surface des plaies et au contact de l'air, ces corps rancissent, deviennent irritants, aggravent les états fluxionnaires et inflammatoires, provoquent des lymphangites ou des érysipèles et peuvent enfin coûter la vie aux malades et blessés, surtout en temps d'épidémie chirurgicale ; en outre ils entretiennent une malpropreté constante exécrable tant sur les plaies que sur tous les objets de pansement et de literie, et augmentent ainsi et les frais de blanchissage et les difficultés de pansement ; pour toutes ces raisons, il faut les bannir autant que possible de la pratique chirurgicale et n'y avoir recours que dans des cas exceptionnels.

Il est une série de corps liquides qui ont joué et joueront toujours un rôle important dans la pratique chirurgicale ; je veux parler des spiritueux, tels que alcools de vin, de betteraves, de grains, etc., et des glycérines, dont l'emploi remonte à quelques années et dont l'utilité et les bienfaits ne font plus de doute pour personne aujourd'hui. Ces liquides ont des avantages considérables sur tout ce qui portait le nom de corps gras ; ils leur sont préférables sous tous les rapports, et loin de malmener les plaies comme les premiers, ils les amélio-

rent promptement. Ils offrent ce quadruple avantage :
1° d'être des corps liquides entretenant la propreté des
plaies et ne laissant jamais de résidus gras ou rance ;
2° d'être des toniques locaux et généraux, fortifiant et
révivifiant les plaies par leur contact immédiat et réconfor-
tant tout le système économique par leur absorption consécutive ; 3° d'être des antiseptiques excellents, en ce sens
qu'ils coagulent les liquides purulents et les ferments de
quelque nature qu'ils soient, leur enlèvent leur putridité,
les neutralisent et les rendent impropres à une intoxication subséquente, en même temps qu'ils modifient la nature sécrétante des surfaces malades et arrêtent la production du pus probablement par l'action constrictive qu'ils
exercent sur les capillaires, les bourgeons charnus, les
lymphatiques et les surfaces pyogènes ; 4° enfin ce sont
des hémostatiques réels, en ce sens qu'ils coagulent la
lymphe, contractent les capillaires et coagulent le sang
intus et extra. En raison de tous ces avantages, les
alcools, les spiritueux, les glycérines, sont et seront toujours employés avec succès dans les plaies exposées contuses et non contuses, ayant de la tendance à l'atonie, à
la purulence, à la grangrène, dans celles hémorrhagi-
pares et hémophiliques, dans le but de les tonifier, les
révivifier, combattre la purulence, la gangrène et réprimer les tendances hémorrhagiques ; ils seront également employés avec succès, et comme premier pansement
dans les plaies primitives par instruments tranchants, et
dans les plaies accidentelles pour prévenir et arrêter les
hémorrhagies, combattre la septicémie et s'opposer à
l'invasion de toutes les causes d'intoxication, tout en
favorisant une réunion prompte et sûre des parties
malades. Dans les cavités, les foyers, les plaies profon-

des et superficielles envahies par des flots ou des collections de pus, on les emploiera dilués sous forme d'injections et de lavages abondants pour nettoyer et déterger complètement les plaies purulentes jusqu'à disparition des moindres traces du pus et de mauvaise odeur. Les pansements seront faitsau moins une fois par jour et cela sans négliger les autres procédés de pansement décrits à la sous-méthode de l'isolement.

A la suite des alcools et des glycérines, il faut placer toutes les teintures alcooliques excitantes et balsamiques, telles que celles d'arnica montana, des crucifères, des laurinées, des amonacées, des térébinthacées, des conifères, des diptérocarpes, etc.; indépendamment des propriétés particulières à l'alcool, ces teintures en général renferment des principes balsamiques excitants et antiseptiques pouvant produire d'excellents effets sur les plaies de toutes sortes; ainsi les crucifères renferment une essence qui est la même dans beaucoup de plantes de la même famille, telles que le cresson, le raifort, le cochléria, la moutarde, etc., essence dite de moutarde $C^8H^5A2S^2$. qui est un excellent stimulant et excitant des plaies atones et gangréneuses.

J'ai obtenu d'excellents résultats de l'emploi de cataplasmes sinapisiques sur des mutilations des doigts par armes à feu; un jeune homme s'était coupé et broyé les phalangettes de l'index et du médius de la main droite à tel point que les os broyés ne tenaient chacun que par un tout petit lambeau de peau ; malgré ce broiement des os et des chairs, je réunis le tout au moyen de bandelettes de sparadrap et je fis des pansements balsamiqu s ; néanmoins la gangrène menaçait de faire tout tomber et j'imaginai d'envelopper complètement la main et les doigts dans des sinapismes et de les changer deux fois par jour en les recouvrant de ouate et de toile gommée comme dans le pansement par le procédé du manchon.

Cela me valut de voir disparaître les accidents gangréneux et d'obtenir la réparation de tout ce qui avait été détruit, de sorte que le jeune homme conserve ses deux doigts intacts. Il est probable que ce mode de pansement à la moutarde aidé du pansement par le manchon serait d'un grand avantage dans tous les cas analogues de broiement des parties molles, pourvu toutefois que les désordres ne fussent pas trop étendus, et peut être aussi dans beaucoup de cas de grangrène confirmée, sénile ou accidentelle.

Les teintures balsamiques présentent également de grands avantages pour le pansement des plaies exposées en général et plus ou moins étendues en surface, en ce sens qu'indépendamment des bienfaits de l'alcool, ces teintures déposent une couche de vernis à la surface des plaies et les isolent ainsi de façon à leur valoir les avantages de la méthode sous-cutanée tant préconisée par Jules Guérin ; aussi les plaies guérissent-elles toujours promptement et sans suppuration à la condition toutefois qu'elles soient très superficielles. La glycérine de même que l'alcool peut dissoudre une foule de produits antiseptiques et leur servir de véhicule pour les pansements ; ce produit qui d'ailleurs est un alcool triatomique, possède en outre des facultés dissolvantes de l'alcool monoatomique, celle de dissoudre une grande quantité d'extraits et de corps neutres salins ou autres et cumule ainsi les pouvoirs dissolvants de l'alcool ordinaire et de l'eau.

Après les teintures excitantes et balsamiques, après les

spiritueux en général, nous placerons les phénols, tels que acide phénique, acide thymique, acide crésylique, le 1er et le 3º extraits des goudrons et le 2º retiré du thym; ces trois principes se rapprochent des précédents tant au point de vue chimique que sous les rapports physiologique et thérapeutique; l'alcool et la glycérine sont des alcools proprement dits, l'un monoatomique et l'autre triatomique; les phénol, thymol, crésylol, se placent immédiatement après eux, en ce sens qu'ils partagent leur propriétés chimiques concurremment avec les acides faibles et les aldéhydes; nous verrons par la suite que leurs propriétés thérapeutiques les rangent tout naturellement à la suite des alcools proprement dits. Ceux-ci, en effet, sont des coagulants du pus, de la lymphe et du sang, des constricteurs des vaisseaux capillaires et lymphatiques, veineux et artériels, et comme tels s'opposent aux hémorrhagies et aux résorptions purulentes. Les phénol, thymol, crésylol n'agissent pas autrement, si ce n'est qu'ils présentent des degrés dans l'intensité de leur action. Ces corps à l'état pur et concentré sont cristallisés et blancs; sous cette forme ils corrodent fortement la peau, qu'ils rendent sèche et coriace, luisante et parcheminée; portés sur les muqueuses, ils y déterminent un état inflammatoire passager, pourvu qu'ils ne soient pas employés en trop grande quantité et trop concentrés.

Mais leur emploi thérapeutique les fait toujours mettre sous forme de solutions aqueuse, vineuse ou alcoolique entre les limites du 10º, du 100º ou du 1000º selon qu'on les destine à l'usage interne ou à l'usage externe et selon les circonstances. C'est sous la forme de solution un peu concentrée qu'ils rendent de grands services dans certains états inflammatoires avec suppuration abondante, dans les abcès froids, les ostéites et ostéo-périostites suppurées, les panaris, les plaies profondes consécutives aux fractures multiples et envahies par une suppuration plus ou moins abondante. Par leur action caustique et astringeante, ils coagulent le pus, le corrodent et lui enlèvent la faculté de nuire ultérieurement; en même temps et par le même mode d'action, ils répriment les bourgeons charnus exubérants et les ramènent à de justes proportions; ils cautérisent les surfaces sécrétantes du pus et tarissent ainsi la source de cet élément et de cette cause de dépérissement, ils exercent une action constrictive, caustique et coagulante toute à la fois, et sur les vaisseaux et sur les fluides vasculaires, s'opposent par là même aux hémorrhagies qui deviennent parfois abondantes après les extractions de séquestres osseux et les sondages au stylet. Les injections et les lavages phéniqués, thymolés ou crésylés (créosotés) ont promptement raison de ces hémorrhagies et les arrêtent presque toujours définitivement; sous ce rapport comme sous les autres, ils sont beaucoup plus puissants que les alcools. Indépendamment de leur emploi dans les affections externes chirurgicales, les solutions phéniquées, thymolées, créosotées seront employées très avantageusement et à l'état très dilué dans les maladies suppuratives gangréneuses, hémorrhagiques, telles que fièvre typhoïde, typhus, charbon, pustule maligne, variole franche ou hémorrhagique, dans les affections scorbutiques, les apoplexies pulmonaires, les phthisies avancées, les abcès du foie, de la rate, des reins, dans les cystites purulentes, etc.; les goudrons végétaux employés soit à l'intérieur sous forme de boissons, soit à l'extérieur sous forme de lavages, lotions, injections, etc., n'agissent pas autre-

ment que les phénols et c'est justement par leur inter-
médiaire, car i's les contiennent en plus ou moins
grande proportion et servent à leur extraction. Nous
pourrions rapprocher de ces antiseptiques les baumes
divers, benjoin, styrax, storax, etc., qui renferment les
acides benzoïque et cinnamique avec leurs éthers mixtes
cinnamil-cinnamique, cinnamil-benzoïque et benzylcin-
namique, et qui sous tous ces rapports sont des excitants
et des stimulants diffusibles très salutaires par les éthers
qu'ils renferment; leur diffusibilité dans l'atmosphère
les présenterait en outre à toutes les voies de l'absorption
tout comme les spiritueux et les phénols, et à ce titre en
ferait des auxiliaires puissants de la médication antiseptique, corroborante et stimulante, à la suite des alcools,
des phénols en général et des baumes divers. Nous placerons certains aldéhydes naturels, tels que le camphre,
ou essence de laurus camphara, l'essence de cannelle,
l'essence de menthe, qui sont tout à la fois des excitants,
des stimulants diffusibles, des sédatifs excellents, surtout
le camphre et le menthol qui agissent d'une façon toute
spéciale sur l'appareil de la sécrétion urinaire.

Nous ne pouvons passer sous silence les astringents végétaux tels que les quinquinas, les cachous, le ratanhia,
etc., qui soit en décoction, soit en teinture, soit en poudre
impalpable rendent aussi des services signalés comme
antiseptiques, mais surtout comme toniques locaux et
généraux et comme récupérateurs des forces radicales de
l'économie.

Nous signalerons maintenant les aluns, les tannins,
les perchlorures ferriques, les baumes copahiviques, les
essences de santal, de cubèbe, etc., comme antiseptiques
dans les gonorrhées et blennorrhées de l'homme et de la

femme ; leurs propriétés sont mises aujourd'hui hors de doute et personne n'oserait les contester. Ces mêmes produits ont une action toute spéciale dans les affections diphthéritiques, les productions couenneuses, les stomatites ulcéreuses et gangréneuses : le chlorate de potasse est aussi le spécifique le plus certain de la stomatite ulcéro-membraneuse épidémique si bien étudiée par le docteur Bergeron. Le perchlorure ferrique est aussi un puissant détersif, un astringent de premier ordre et un régénérateur des globules sanguins, toutes propriétés indispensables à la curation de ces divers états morbides. A ce titre le perchlorure ferrique est certainement un des plus puissants adjuvants de la médication antidiphthéritique et antiulcéreuse; il forme avec les balsamiques et le chlorate de potasse presque toute la médication et certainement la médication la plus efficace à opposer aux accidents deptithéritiques, couenneux, ulcéreux, ulcéro-membraneux et, en cela, tous ces agents sont de véritables antiseptiques d'une valeur tout aussi incontestable que ceux que nous avons rapportés déjà et signalés comme propres soit à l'épuration de l'atmosphère, soit à la détersion des foyers purulents ou à la prévention des accidents d'intoxication d'où qu'ils viennent.

Les tannins, les aluns, les sulfates ferreux et manganeux, le collodion, sont tous des astringents, des constricteurs des tissus et des capillaires sanguins et lymphatiques en général, conséquemment des modérateurs des états fluxionnaires et inflammatoires cutanés, érysipélateux ou lymphangitiques; c'est surtout en solutions concentrées, étalées sur les érysipèles et les lymphangites qu'ils modèrent ces inflammations et préviennent la production des phlyctènes et plaques gangréneuses. Sous ce rapport, leurs propriétés doivent être signalées et mises en évidence de la façou la plus nette et la plus caractéristique.

Il faut aussi faire la part du nitrate d'argent sous forme solide ou liquide dans le traitement des ophthalmies purulentes des nouveau-nés et des adultes, dans celui des ophthalmies siphiliques et blennorrhagiques consécutives ou contagieuses. Il n'est pas de praticien qui ne sache combien ce remède est héroïque et que sans son concours on peut voir des fontes du globe oculaire survenir pour ainsi dire subitement ou en l'espace de quelques heures; c'est donc un antiseptique dans toute la force du terme, dont l'utilité est encore mise hors de toute dans la diphthérie, le croup, les ophthalmies de laryngites varioleuses pour en réprimer les pustules et prévenir ou modérer les opacités de la cornée, les œdèmes de la glotte tendant à obstruer les voies respiratoires. Les sulfates de zinc et de cuivre viennent en seconde ligne, mais sont aussi fort utiles dans le traitement de certaines ophthalmies rebelles inflammatoires ou purulentes; l'association des sulfates cuivre et alun à l'alcool réprime presque immédiatement les ophthalmies purulentes des nouveau-nés.

Nous allons passer maintenant à un autre ordre d'antiseptiques, à ceux qui s'appliquent aux grandes collections purulentes et qui sont plutôt destinés à neutraliser les qualités du pus et des tissus mortifiés qu'à modifier les surfaces sécrétantes. Jusqu'à présent, en effet, les antiseptiques dont nous avons parlé sont principalement des modificateurs des tissus et des surfaces pyogènes en général, tout en agissant sur les liquides purulents, sur les miasmes et sur les causes des fermentations ou les ferments proprement dits.

Ceux dont nous allons parler maintenant, bien qu'exerçant une action multiple, nous paraissent porter de préférence leur action sur les liquides septiques et les ferments pour les neutraliser et les rendre inoffensifs ultérieurement. Ces agents sont en petit nombre ; ce sont les hypochlorites, hypobromites, hypoiodites et les permanganates. Comment agissent ces corps ? Ce sont évidemment des oxydants et des déshydrogénants ; c'est par l'oxydation et la déshydrogénation des liquides et produits septiques ou purulents, qu'ils enlèvent les propriétés malfaisantes et délétères, tout en se combinant très certainement soit directement, soit par voie de substitution aux éléments du pus. Les hypochlorites et leurs congénères se dédoublent : 1° en oxygène qui brûle ou oxyde certains produits et révivifie la surface des plaies directement et par absorption ; 2° en chlore, brome, iode, qui excitent les plaies et neutralisent les corpuscules ou globules du pus soit par combinaison, soit par coagulation, ou constriction. Dans le permanganate de potasse, au contraire, comme nous l'avons déjà dit au chapitre de l'atmosphère, l'action oxydante est seule en cause et c'est par l'action immédiate de l'oxygène sur les liquides et produits septiques divers, ainsi que sur la surface des plaies ou autres parties malades que réagit le permanganate en se décomposant en potasse $Ko.ho$, bioxyde de manganèse Mn^2o^3 et 4 équivalents d'oxygène 40, qui à l'état naissant possède un pouvoir oxydant beaucoup plus énergique qu'à l'état libre.

Les bases en combinaison avec ces corps peuvent jouer un certain rôle dans la désinfection des plaies comme caustiques d'abord, et comme neutralisantes ensuite de certains acides, tels que lactique, sudorique, urique, acétique. etc., qui pourraient peut être prendre naissance au sein des foyers purulents ; mais les acides hypochloreux, hypobromeux, etc., ont encore une certaine action destructive ou neutralisante de ces acides.

Certains composés cyaniques ne pourraient-ils prendre naissance dans les plaies grangréneuses, dans les plaies purulentes de mauvaise nature, dans la pourriture d'hôpital, et y causer toute la malignité? Nous savons, en effet, que l'urée se transforme très facilement en cyanate d'ammoniaque, ainsi que le carbonate neutre d'ammoniaque ; le bicarbonate d'ammoniaque peut donner de l'acide cyanique et de l'eau, l'oxalate d'ammoniaque du cyanogène et de l'eau, le formiate d'ammoniaque de l'acide cyanhydrique et de l'eau. Ces réactions sont possibles dans les laboratoires de chimie; se passeraient-elles dans certaines circonstances, au sein des plaies et des foyers purulents? C'est là une question que nous posons sans pouvoir la résoudre.

Méthode Réparatrice

Cette Méthode, qui n'est qu'un accessoire des deux précédentes pour le travail qui nous occupe, en est cependant tout le couronnement indispensable ; en effet, après avoir obtenu la cessation des accidents purulents, il faut la réparation des tissus détruits, la réorganisation de tous les éléments fondus dans la débacle purulente , il faut donc provoquer et favoriser l'épanchement d'une bonne lymphe plastique propre à régénérer et le tissu musculaire et les aponévroses, les vaisseaux, les nerfs les parties osseuses, et finalement l'enveloppe protectrice ou cutanée au dehors.

Nous avons exposé les moyens vraiment antiseptiques, tant dans la méthode prophylactique, que dans celle curative scindée en trois Sous-Méthodes de l'isolement, de l'entraînement et de la neutralisation ; il reste donc à parler des moyens nécessaires à la méthode réparatrice ou terminale. Celle-ci n'étant que secondaire dans notre travail, nous ne nous y arrêterons pas longtemps ; nous ferons ressortir seulement les principes généraux qui doivent présider à la réorganisation locale et générale. Or, une lésion étant donnée, un travail de destruction étant opéré, les éléments normaux de l'économie étant détruits sur une plus ou moins grande étendue, où puiserons-nous les ressources propres à les restaurer et par quelle voie les ferons nous intervenir et agir vers le but que nous poursuivons. Evidemment la méthode de la restauration doit se scinder en deux sous-méthodes, l'une qui agit directement et localement sur la place attaquée, sur le lieu d'élection morbide : c'est la sous-méthode externe. L'autre qui intervient par les grandes voies de l'assimilation et de la circulation : c'est la sous-méthode interne.

La première ou Sous-Méthode externe concurremment avec les procédés prophylactiques et vraiment antiseptiques déjà exposés, doit avoir recours à tout ce qui peut exciter et raviver les plaies ; c'est aux excitants et stimulants topiques de toute sorte qu'il faudra avoir recours, les vins aromatiques, la teinture d'iode, les teintures et alcoolats stimulants vulnéraire, de cochléaria, les baumes et surtout les térébenthines, etc., l'action de tous ces agents devra être secondée autant que possible par le pansement au Manchon ou tout autre pansement isolant qu'on jugera convenable et opportun.

La deuxième Sous-Méthode ou interne comprend tout ce qui doit agir par les voies de l'absorption et de la circulation, c'est-à-dire les analeptiques ou aliments et les médicaments ; il est évident que chez les blessés dont les forces sont épuisées par une longue et abondante suppuration, il faut faire intervenir d'excellents stimulants, de bons bouillons, les viandes rouges et principalement le filet, les farineux, le tout combiné de manière à obtenir une alimentation substantielle et physiologiquement harmonique. On administrera la pepsine, la pancréatine et la diastate végétale pour favoriser les digestions ; les ferrugineux pour la rénovation des globules sanguins ; les toniques généraux, quinquina et quassia pour restaurer les forces radicales de l'économie : les excitants, tels que iodiques, sulfureux, baumes, térébenthines, café, coca, cresson, dans les cas d'atonie générale, de pourriture et de gangrène ; l'oxygène en inhalations et même en bains locaux serait de la plus grande utilité et d'une grande efficacité pour la rénovation des globules sanguins, la fibrination du sang, la facilité, l'aisance et l'ampleur de la respiration, enfin pour la revivification locale des plaies ou surfaces malades et finalement pour combattre ou prévenir les hémorrhagies ou tendances hémorrhagiques ; c'est donc un puissant adjuvant de la médication tonique et ferrugineuse.

Ces données suffiront à faire comprendre l'importance qu'on doit accorder à cette méthode complémentaire dite de la Réparation.

Coup d'œil rétrospectif

Nous résumerons en peu de mots les faits contenus dans cet opuscule, et pour ne pas nous exposer à des répétitions inutiles, nous dirons que les trois méthodes, prophylactique, curative, réparatrice sont aussi importantes l'une que l'autre, et que c'est de leur combinaison bien dirigée et bien comprise que doit résulter tout le succès de l'entreprise; il ne suffirait pas toujours en effet de supprimer la cause pour voir disparaître les accidents et phénomènes qu'elle a engendrés. Nous savons tous que les fièvres d'Afrique se perpétuent sous notre climat alors que la cause est depuis longtemps à plusieurs centaines de lieues du sujet atteint; que le catéthérisme, chez certains vieillards, à susceptibilité excessive, peut provoquer des accidents pernicieux funestes, qu'un simple panaris peut devenir mortel, alors même que la cause aurait disparu depuis longtemps, que la péritonite, la pleurésie deviennent purulentes et fort dangereuses alors que la cause première est déjà fort éloignée, qu'une fracture comminative peut devenir mortelle quand la cause productrice date depuis longtemps, etc., etc., et qu'en conséquence il faut surveiller les accidents, les soumettre à une observation rigoureuse, les combattre par tous les moyens que met en notre pouvoir la triple méthode prophylactique, curative et réparatrice, qu'après avoir supprimé les causes premières productrices des dégâts pyhémiques, il faut combattre ceux-ci par tous les anti-septiques connus, favoriser la réparation par les toniques généraux intus et extra, par l'application stricte des procédés d'isolement sus-indiqués, et enfin par tout ce qui ressort au régime alimentaire, nutritif, corrobo-rant, excitant et plasmatique général et ne lâcher l'ennemi que quand on l'a vaincu, désarmé et terrassé complètement.

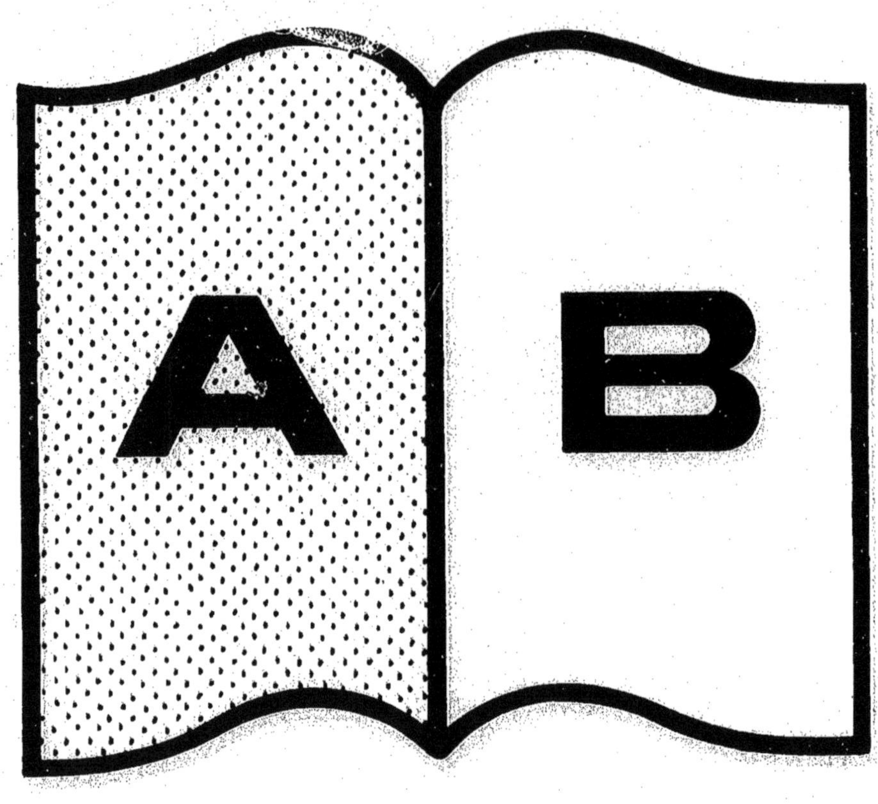

Contraste insuffisant

NF Z 43-120-14